男を強くする！ 食事革命

志賀　貢
Shiga Mitsugu

ベスト新書
598

JN203658

まえがき

今や、日本人の寿命は百歳を迎えようとしています。大変うれしいことですが、できることなら百歳まで元気はつらつとして生きていきたいものです。

とくに男性の場合には、女性に比べると、平均寿命でかなりの差をつけられていますから、よほど意識をして体を労わらないと、百歳まで到達するのは簡単なことではありません。

自然の神様は、我々に三つの本能を与えてくれています。それは、食欲・性欲・集団欲です。この本能にしたがって、我々は自然に生かされていると思ってよいでしょう。しかし、どの本能を眺めてみても、百歳まで正常に保つということは、容易なことではないかもしれません。

とくに、性欲に関しては、古くから「女の性欲は灰になるまで」と言われていて、男性よりも女性の方が、むしろ性に関する欲望を墓場まで持っていけそうだと言われてきました。

しかし、男性の方は、シニア世代と呼ばれる年代に突入した人たちは、誰でも多かれ少なかれ気づいていることですが、高齢になっても性欲や色気を持続させることは大変なことです。

そこで、世の男性諸君には、どうしたら命が尽きるまで色気を失わずに、自然から与えられた本能を衰えさせることなく生きていくことができるかということを、本書では考えてみることにいたしました。

我々の先人が研究した人間の性に関するデータを駆使して、現代社会に生きる男性諸君が、いつまでも若々しく人生を楽しむために役立つための方法を探ってみることにしました。

生命を維持するための基本中の基本は、食欲だと思います。つまり、栄養素を口から摂り入れることが、まず長寿を全うするための必須条件であることは説明するまでもないと思います。この食欲が十分にはたらかないと、とくに男性の場合はスタミナ切れになってしまい、性欲を保つどころではなくなってしまいます。

まず、その食欲を保ち、三大本能を維持していくためには、どのようなことに気をつけなければならないかということを、とくに食に的を絞って考えてみたいと思います。

そのために、守るべきことを七ヶ条にまとめてみました。

一、薬食同源

これは中国の古いことわざで、「薬を飲むことと食べ物を食べることは、同じくらい大切なことである」という意味です。言い換えると、体にとって食べるということが、一番の薬だということです。

この言葉は、日本に伝来してから〝医食同源〟という言葉に替わって、今でも広く使われています。「医は食にあり」と言われることもありますが、病気を治すときには、まず何よりも口から栄養素を摂り入れることが大切だ、ということを意味します。男性の体力や性欲、それに精力を保つためにも、この〝薬食同源〟という言葉を忘れてはいけないのです。

二、和洋折衷の食事が男のスタミナを保つ

和食の中心は、まず穀物です。ご飯・麺・パンなどの主食は、炭水化物でできています。この炭水化物は、体の持続力を保つために重要な物質です。それと、約150年前に欧米

から伝来した洋食、中でも牛肉が食卓に加わるようになってから、日本人の寿命がうなぎ登りに上昇したことはよく知られているとおりです。

この肉料理が男の体のスタミナと瞬発力を生み出すために、大変大きな力を発揮しています。ちなみに、ご飯100グラムのカロリーは精白米で358キロカロリーです。それに対して、タンパク質や脂肪がたっぷりと含まれている牛肉肩ロースで411キロカロリーあります。つまり、和洋折衷の料理を食べることは、体に大切な熱量を摂り入れるために、大変有効な方法だと思います。

三、三食をしっかりと食べる

男性のスタミナを維持するためには、三食の食事をしっかりと摂ることが大切です。しかも、意外と盲点なのは、朝食をあっさり済ませてしまうことが、老若男女問わず多い傾向にありますが、一日元気に過ごすためには、この朝食の摂り方を工夫する必要があります。

朝食でぶどう糖とタンパク質が入った食品を食べることは、体内時計のスイッチを入れる効果があります。つまり、今まで眠っていた体が目を覚まし、活動に向かって動き出すわけです。

一日の食事の摂り方は、朝5・昼3・夜2の割合が、とくに働き蜂の人にはふさわしいのではないかと思われます。

ともすれば、昼食は仕事に追われてそそくさと食べ、夜は夜で接待や宴会などで食事よりもアルコールが口に入ることの方が多い場合も少なくないと思います。

しかし、そうした生活は、男性の夜の生活の活力を低下させることになりかねません。栄養の摂り方を少し工夫してみる必要があると思われます。

四、腹八分目を心がけよ

男性の体力や精力をフル回転で発揮するためには、古くから伝えられてきた、「腹八分目」ということわざが役に立つと思います。あまり胃腸に大量の食物を摂り入れることは、胃腸そのものの負担になります。それに、誰でも経験していることですが、あまり食べ過ぎると睡魔に襲われることがあります。これは、体の血液の流れが変わり、よくはたらく場所に血液が集まってきて、頭の中の血液が多少減少することに原因があると考えられています。

もうひとつ、大脳のすぐ下に視床下部という部分があり、性中枢や食欲中枢などの生命維持に関する重要なコントロールセンターがあるのですが、食欲中枢のうちの満腹中枢がはたらくと、性中枢のはたらきが低下し、逆に性中枢が活発にはたらくと満腹中枢のはたらきが低下する、というこのふたつはまるでシーソーのような反応をして影響し合っています。

つまり、あまりお腹をいっぱいにすると、性欲が低下するということになりますから、夜の生活を迎えようとする男女は、腹八分目にしておき、多少空腹感が残っているくらいの方が、性欲が高まるということを覚えておいた方が良いと思います。

体の健康のため、性欲を十分に高めるためにも、この腹八分目ということわざは現代でも立派に通用するのです。

五、ひとりの食事は避ける

これは本能の三番目の集団欲とも深く関わっていることなのです。集団欲とは、群れて生きるという本能です。この地球上のすべての生物は、大半が群れて生きています。人間も例外ではありません。ひとりぼっちで生きていくことは不可能です。

食事をする場合も、動物たちが集団でエサを食べている姿を思い浮かべてください。体の栄養になるものを見つけるのは、集団の力が役立っているのです。それに、料理をひとりで黙々と食べる姿を想像しただけでも、寂しい限りです。食物が唾液や胃液の影響を十分に受けて、体の血となり肉となるためには、ひとりではなく家族や仲間と一緒に食物を口にすることが、大変有効であることを忘れてはいけないのです。

六、笑いのある食卓を心がけよう

独居などの寂しい環境の中で食事をすることは、消化吸収のためにも決してよくないことは、今説明したとおりです。

「笑う門には福来る」という格言を忘れないようにして、和気あいあいとした中で食事をすべきです。その笑いには、体の免疫力を高める効果があることを覚えておきましょう。

七、歌と踊りが三大本能を高めてくれる

食事のあとは、カラオケやダンスなど、とにかく人とのコミュニケーションを忘れないようにしたいものです。心を通わせるためにも、音楽は有効です。また、踊りも大きな力を発揮してくれます。集団欲がしっかり維持されていれば、男女の間でも必ず夜の生活は保障されると思います。

この一見、何気なく思われる生活習慣の常識が、実は現代に生きる我々にはとかく不足しがちなことなのです。もう一度、先人の知恵の結集であるこの七ヶ条を見直して、温故知新を守るようにすれば、男を強くするための食生活に革命的な変化が起こることは十分に予想されるのです。

また、そうした食生活の改善によって、男女の愛がさらに強く結ばれるようになると思います。

本書がその男性のパワーをアップするために、少しでもお役に立てばこれ以上の喜びはありません。

二〇一九年一月一日

志賀　貢

〈目次〉

男を強くする！ 食事革命

第二章 いつまでも男であるための勝負飯

第三章 和食は「ダイエット食」よりは「スタミナ食」だ

第六章 女をその気にさせる食事革命

第一章

男の精力を強くする知的食生活のすすめ

〜卵・スルメ・ぬるぬる食品の医学的効果

①一晩25回、挑戦し続けた夜の奇跡

今年60歳になるTさんは、ひと月ほど前に、長く連れ添ってきた妻を失いました。考えてみれば仕事に追われて家庭を顧みず、子供を授からなかった妻は寂しい思いをして、30年の結婚生活を耐えてきたに違いなかったのです。

医師から妻の病気が肝硬変と知らされて、彼の後悔は筆舌に尽くしがたいほど大きなものになりました。おそらく妻は、夜の寂しさを紛らわせるためにアルコールに頼り、キッチンドリンカーになってしまったのでしょう。病気とわかってから、彼は妻のために仕事もそこそこに、懸命にその介護にあたってきました。

しかし、その甲斐もなく妻は56歳の若さでこの世を去りました。彼のショックは計り知れないものでした。人生の大きな節目にあたる還暦を迎えて、妻も仕事も失ってしまったのです。

そのことが大きなストレスとなって、彼に襲い掛かってきました。後悔の念が心を支配し、不眠症に悩まされ、食欲は極端になくなり、体力がみるみるうちに落ちていくのを実感するようになりました。そんなとき、勤め先の出版社で編集の仕事をしていた頃の、あ

る健康特集の記憶が蘇ってきました。そして、このままでは妻を失ったいわゆる死別ストレスに悩まされ、命に危険が及ぶのではないかという不安に駆られ始めました。

●彼を死別ストレスから救った、天女のような女性の出現

けれども、神様は決して彼を見捨てませんでした。

妻が亡くなって半年ほど経った頃でした。あるパーティーで若いコンパニオンの女性と出会いました。実は、彼女は彼の昔の部下で、Tさんが結婚式の仲人をしたのでした。

何十年ぶりかの再会でふたりは意気投合し、その夜を契機として時々お茶を飲み、彼女の身の上相談に乗る機会が増えていきました。彼女の告白によると、結婚生活は破綻、その後はひとりで夜の仕事を続けながら暮らしているということでした。

年は46歳、子供はなくひとり暮らしをしている彼女には、若い時以上に女としての色香があふれていました。彼はたちまち彼女の虜となり、その一年後にふたりは結婚することになりました。

年の差は14歳もありましたが、Tさんも還暦を迎えたにしては若々しく見えましたから、ふたりが一緒に歩いていると、誠にお似合いのカップルに見えました。

会社を退職したTさんは新しい職場を見つけ、雑誌の編集に携わって、第二の人生に期待を膨らませて毎日を過ごしていました。仕事にもまして、彼に大きな活力を与えてくれたのは、再婚した新妻の献身的な愛情でした。

仕事も充実、結婚生活も充実、そんな彼の身の周りには信じられない現象が起こってきました。それは妻との夜の生活です。相性が良いというのか、一緒に夜を迎えると、心も体も極楽へ召されたような気持ちになり、まさに竜宮城で乙姫様から受ける目がとろけるようなもてなしをされ、仕事のことも過去の苦しみも、すべてを忘れて、妻との愛の交歓に没頭してしまうのでした。

一緒にベッドに入ると、夜の10時から明け方の6時まで、妻を抱きしめて離しません。というよりは、強力な引力がふたりを引きつけて離そうとしないのです。その引力に負けて、彼は新妻と夜が明けるのも忘れて25回も愛の交歓を行ったのです。

そんな超人的なことがはたしてできるのでしょうか。しかし、実際に彼はそれを成し遂げてみせたのです。性科学の常識では、一度の性行為が終わると、男性は不応期という状況に陥り、少なくとも30分ほどは気力も失せて、ただ眠りを貪りたくなるものなのです。

しかし、彼はこれも編集者時代に、ある高名な医師から伝授された「接してもらさず」

というテクニックを駆使して、パートナーとの愛を高めることに専念できたのです。

そして25回の愛の交歓の最後に、心おきなくふたりは完全に性のドラマの幕を引き、朝食を摂ることも、出勤することも忘れて、心地よい疲れに酔いしれたのです。

それにしても、60歳を過ぎた彼の性的なパワーはどこから生まれてくるのでしょうか。それは、新妻の夫の食生活への気配りに大きな要因があったようです。

一日一回の卵料理、それに和洋折衷のスタミナ料理、それがTさんの性の底力を年齢以上にパワーアップさせたことは間違いありません。

②男の強さはコレステロールのバランスで決まる

男性の性欲と精力は、睾丸が分泌する性ホルモンによって支配されていると言っても過言ではありません。人間の本能の食欲と性欲の中枢は、脳の視床下部という部分にあります。視床下部は脳の中でも体の機能をコントロールするために、大変重要な部分で、色々な中枢がここに集中しています。

例えば、自律神経中枢・内分泌中枢・摂食中枢・満腹中枢・性中枢・睡眠中枢などです。このうち、性中枢と摂食中枢は極めて近い距離に隣り合って存在しています。そのため、互いに影響を及ぼし合っています。

　この性中枢に対して、主として睾丸で生成されるアンドロゲンが重要なはたらきを担っています。アンドロゲンの生成にはコレステロールが欠かせない物質なのですが、このコレステロールの摂取については男は工夫が要求されます。一日に消費されるコレステロールを経口摂取することは、健康や精力を維持するために大切なことです。

　この体の必要量を大幅に下回ると、睾丸でのアンドロゲンの生成が減少します。そのために性中枢を始めとして、性欲や精力に関わる機能が低下してしまうことになります。EDなども当然起こりやすくなってきます。

　したがって、生理学的に必要と決められたコレステロールは、毎日欠かさず食物から摂り入れるようにしなければなりません。その一方で、コレステロールを過剰に摂り入れると、今度は動脈硬化が進行して、高血圧症や脳梗塞、さらに心筋梗塞などの病の予備軍になってしまう心配が起きてきます。したがって、血液検査を行って、コレステロールや中性脂肪が正常値をはるかに上回って高い場合には、コレステロールの摂取を控えるようにしなければなりません。

　つまり、男の体にとって、コレステロールは極めて重要な成分ではあるのですが、その体の中でのバランスに常に気を遣い、少なすぎず多すぎずという目安をしっかりと覚えておき、日常の食生活でも気をつけて食事を摂るようにしなければならないのです。

③食欲と性欲の不思議なシーソーゲーム

その一例として、こんな状況を考えてみましょう。男女がヨットで遊んでいる間に遭難して、孤島にたどりついたとしましょう。そこでは食べ物もなく、このままでは餓死してしまうという危険な状態に陥ると、不思議と男女の性欲が高まると言われています。結論から言うと、自分たちの生命が尽きるのであれば、子孫だけは残したいという本能に基づいた欲望が湧き上がってくるためと言えるかもしれません。

逆に、空腹が満たされてしまうと性欲は著しく低下します。こうした現象は誰でも一度は経験していることかもしれませんが、例えば、男性が女性に対して邪な気持ちを持って食事に誘い、ステーキを始めとしてカロリーとボリュームのある料理をお互いに口にして酒を飲み、満腹になった状態を考えてみましょう。

しかし、このような状態では女性も性に対する関心が薄らいでしまい、男の方もとても肉体を駆使して性的な欲望を満たそう、などという気持ちに駆られなくなるものです。

とかく男はデートをする時には、できるだけフランス料理や鉄板焼きなど、金に糸目をつけずにご馳走しようとするものですが、これでは男の最終目的であるお楽しみの合体などは、とてもとても無理な話になってしまいます。とくに500グラムのサーロインステーキなどを食べて、ワインを何杯もお代わりした後では、性欲よりも睡魔に襲われることが多くなり、男の欲望が満たされる可能性は限りなくゼロに近づいてしまいます。

いずれにしても、今宵こそは抱きしめようと情熱を燃やした時には、とにかくパートナーを空腹の状態にすることが、性の歓びを高める最善の方法ということになりそうです。満腹状態でベッドに入ることは、恋人時代も夫婦になってからも控えた方が良いと思います。

④男の脳は睾丸に支配されている

さて、この性中枢ですが、この中枢に一番大きな作用を及ぼしているのは、実は睾丸の中で作られている男性ホルモンのアンドロゲンなのです。アンドロゲンという言葉は男性ホルモンの総称であって、この中にはテストステロン、ジヒドロテストステロン、デヒドロデピアンドロステロンが含まれています。

中でも、一番多いホルモンはテストステロンで、約95％を占めています。このテストステロンが、実は男性の性欲や精力に重大な作用を及ぼしているのです。

したがって、ベッドに入って「いざ鎌倉」という時に男の性器が役に立つかどうかは、このホルモンの分泌次第ということになります。

実は、男の脳はまだ母親の胎内にいる頃から、男性ホルモンによって大きな影響を受けて育つのです。

男性と女性の脳にはそれぞれ大きな特徴があります。それは、男らしさ、女らしさという、なかなか科学的には証明することが難しい男女の特徴ですが、この特徴は胎児の頃に決定すると言われています。

男の子の場合は、胎児のときにアンドロゲン・シャワーといって男性ホルモンが脳に降り注ぐ時期があります。この男性ホルモン漬けにある間に、実は男らしさが芽生えてくるのです。女の子の場合には、この現象は見られないと考えられています。

成人に達すると、睾丸から分泌されるアンドロゲンの中でも、一番分泌量が多いテストステロンが脳を支配するようになります。

したがって、この男性ホルモンのシャワーを十分に受けた男の子は、成人に達してからも男らしい行動、仕草を見せるようになってきます。それに対して、シャワー現象が少なかった男の子は、女性的な傾向を若干残したまま成人に達していくと考えられています。

⑤男の闘争心はホルモンの量で決まる

睾丸から分泌されたテストステロンは、血液によって脳に運ばれ、性中枢を始めとする脳細胞に作用します。その結果、男性の脳に男らしい闘争心が芽生えることになります。なぜ自然の神様は、男性の脳に闘争心を植え付けたのでしょうか。それは、子孫を残すためなのです。動物でもよく見られる光景ですが、発情期になると動物のオスは猛烈に縄張り争いを繰り広げ、メスを獲得するのに命がけの争いを繰り広げます。それと同じで、人間の男性の場合も、この自然から与えられた闘争心によって女性を獲得し、そして子孫を残そうとしているのです。

この闘争心が弱い男性は、女性との恋愛をハッピーエンドにすることはできません。読者の中には、心当たりがある人も少なくないかもしれませんが、男は自分にとって好ましいと思った女性に対しては、夢中になってその獲得のために努力するものです。それは、睾丸から分泌されるテストステロンによって闘争心が湧き起こるからなのです。

もし女性に対する関心が薄く、また恋人や妻に対して肉体的な欲望をあまり覚えないときには、睾丸のはたらきに何らかの異常が発生していると考えて対処すべきなのです。

この睾丸のホルモン分泌を活発にするかしないかは、実は体内に取り入れる栄養素にかかっているのです。中でも、性ホルモンの原料となっているコレステロールの摂取量が減少すると、性欲も精力も極端に減少してしまうものなのです。

どうも最近性欲がさっぱり感じられないという男性は、一度自分の食生活を根本的に見直してみる必要があるかもしれません。

コレステロールというと、動脈硬化症や高血圧症などの、生活習慣病の元凶のように思われますが、実はこのコレステロールが無ければ人体の機能は維持できません。

人の体は約37兆個の細胞でできていますが、その一個一個の細胞の細胞膜を構成する原料として、コレステロールは無くてはならない成分なのです。それと、脂質の消化吸収を行っている肝臓から分泌される胆汁酸の材料にもなっています。さらにステロイドホルモンの合成に無くてはならない成分のひとつでもあります。

したがって、コレステロールが不足すると、生殖機能だけではなく体そのものの不調が現れるようになり、食欲も著しく減退してしまいます。

確かにコレステロールが増えると、動脈硬化を引き起こすことはよく知られていますが、その一方では、不足すると体そのものの機能が低下するという現象が起こってきますから、コレステロールはまさに人体にとっては諸刃の剣と言えると思います。

⑥卵で睾丸の若さを保て

男性ホルモンのアンドロゲンの原材料として、コレステロールが大切なことは前項で述べた通りですが、このコレステロールを毎日過不足なく摂取するためには、鶏卵が一番安上がりで確実な食品と言えるでしょう。

コレステロールの一日の必要量は、成人男性では、約750ミリグラム、女性では約600ミリグラムです。コレステロールは、肝臓で一日に必要量の約3分の2程度合成されています。残りの3分の1を食物から摂取しなければならないことになります。

そこで、一日の必要量を十分に満たすためには、何と言っても鶏卵を毎日食べることが、一番手っ取り早いコレステロールの補給法なのです。通常の鶏卵は約50グラムあり、この中にコレステロールは280ミリグラム含まれています。したがって、成人男子の場合、一日の摂取量が約750ミリグラムですから、そのうちの3分の1の250ミリグラムは鶏卵一つで十分に補給できるという計算になります。

朝食に目玉焼きを作るも良し、またぶっかけご飯にして食べるも良し、味噌汁の中に丸ごと卵を入れて食べるも良し、とにかく一日の必要量を朝食のうちに補充してしまうのが、一番理想的な摂取方法だと思います。

よく昔から、新婚の男性は新妻と夜の生活を楽しんだ後は、生卵1個、牛乳1本飲もうということが巷で囁かれてきたものですが、確かに睾丸のホルモン製造のための補給としては、この巷の栄養学は役に立つかもしれません。

ちなみに、一回の性行為でどれくらいのカロリーが消費されるものでしょうか。性交中の脈拍や酸素の消費量などを測定した結果から割り出したデータによると、男性の射精を伴う絶頂期、女性のオーガズムを伴う絶頂期を含む性交時には、男女とも一回の性交で約75キロカロリー消費されることがわかりました。多くの人は、そのカロリーの意外な少なさに驚くかもしれません。そのとおりなのです。男も女も絶頂期を過ぎると、かなりの疲労感に襲われるものですが、実際の消費カロリーはごくわずかです。75キロカロリーと言えば、これは鶏卵1個分の熱量とほぼ同じです。それにしても、昔の人はよくぞ性交時の消費カロリーを上手に当てたものです。その先人の知恵を使わないという手はありません。

さて、この卵ですが、健康を維持するうえで一日にどれくらい食べたら動脈硬化症などを恐れずに、栄養補給に役立つかということがよく論じられていますが、学者によってさまざまな数値が示されています。中には一日1．5個までと限定する人がいるかと思えば、一日2個までは大丈夫という人もいます。

現在は、一日に卵2個くらい食べても、それほど血液中のコレステロールは増加しないというのが通説となっています。あまり動脈硬化症のことを恐れずに、中高年の男性はまず性ホルモンを十分に製造できるように、卵の摂取は怠らないようにした方が良いと思います。

さて、卵と言うと色々な動物のメスに存在する訳ですが、我々が食品として摂取しているものとしては、たらこ、すじこ、かずのこなどがあります。それぞれのコレステロールの含有量は、どれくらいあるでしょうか。調べてみますと、

たらこ40グラムに　140ミリグラム
すじこ20グラムに　120ミリグラム
かずのこ20グラムに　46ミリグラム
くらい含まれています。

これを参考にして、こうした卵類を活用するのも睾丸の健康法として役立つはずです。

⑦弱った精力はスルメのコレステロールに頼れ

意外に思われる人が多いかもしれませんが、色々な食品の中で最もコレステロールの含有量が高いのは、実はスルメなのです。スルメ50グラムには、なんと490ミリグラムのコレステロールが含まれています。その量の多さは、鶏卵と比べてみても、いかに多いかがわかるはずです。

また、乾物になる前のイカそのものにも、コレステロールが多量に含まれています。生イカ80グラムに約216ミリグラム含まれています。これを乾物にしたスルメには当然のことながら、よりたくさんのコレステロールが含まれているわけです。

よく日本男子のペニスは、欧米の男子に比べて非常に硬度が強いと言われます。サイズに関しては体格が違いますから、欧米人には敵わないのですが、その硬さという点では、日本男子はひょっとしたら世界一かもしれません。

ペニスそのものは、3つの海綿体でできています。その海綿体に血液が流れ込んで勃起現象が起きるのですが、その勃起力に関して言えば、日本男子の食生活が大きくものを言っていそうなのです。

とくに、イカを始めとする魚介類を食することは、男性性器や精液の製造に関して、非常に理想的な栄養成分の摂取を、無意識の内に行っているような気がしてならないのです。

歌に、酒の肴は炙ったイカでいいとある通り、今後も酒の肴はコレステロールのたっぷりと含まれた、炙ったスルメイカやイカの刺身を食べると良いかもしれません。

酒の肴と言えば、和食の場合は実にその種類が豊富です。季節に応じて色々な食材が酒飲みを楽しませてくれます。そうした食材の中にも、コレステロールが非常に多く含まれたものがあるのです。

食通の酒飲みが、舌鼓を打たずにはいられないアンコウの肝20グラムには112ミリグラム、北陸の珍味であるホタルイカ30グラムには114ミリグラム、ししゃも60グラムに138ミリグラム、わかさぎ80グラムに168ミリグラム、含まれています。

このように海に囲まれた我が国では本当に食材が豊富で、我々の舌を楽しませてくれます。そうした食材を、あまり好き嫌いせずに季節ごとに楽しんで食べているうちに、いつのまにかペニスの硬度が世界一になるのですから、こんな幸せなことはありません。

それともう一つ、日本人の食生活で忘れてはならないのは、うなぎです。一串100グラム対して230ミリグラムのコレステロールが含まれています。これは、鶏卵に次いで多く含まれていると言えます。そのため、うなぎもコレステロールの有力な供給源になります。

ただ、昨今の漁獲高の影響が非常に心配になります。何とかして、この貴重な資源を日本男子の精力を維持するためにも、潤沢に供給されるよう、しっかりと資源確保をしたいものです。

⑧ぬるぬる物質を常食して精力を高めよう

私は講演の度毎に、中高年の食卓に、とにかくぬるぬる物質を毎日並べるよう力説しています。それは私自身が、30年くらい前から色々なぬるぬる物質を食べて、それがいかに健康維持に役立っているか体験的に知っているからでもあります。

ぬるぬるした成分の入った食材は数多くあります。とくに、古くから日本人が好んで食べてきた食材を挙げてみることにいたしましょう。

例えば、里芋・長芋・山芋・オクラ・なめこ・モロヘイヤ、それに庶民の味の納豆も、ぬるぬる物質の仲間と考えて良いと思います。

もうひとつ、忘れてはいけないのは、里芋や蓮芋の葉柄と呼ばれている、いわゆる茎の部分を芋茎《ずいき》と呼んでいますが、その中でも肥後ずいきといって熊本県の特産として有名な食材です。

こうしたぬるぬる物質には、ムチンという成分が含まれていて、これがあのぬるぬるの正体なのです。ムチンは糖タンパク質の一種で、ぬめりのある性質を持っていて、粘膜や組織の細胞を保護し、体内の潤滑油としてスムーズに行えるように影の力としてはたらいています。

また、免疫力のアップや、精力をつけるためにも少なからず影響力を発揮しているとも言われています。

とにかく中高年の声を聞いたら、体に良いと言われる歴史に裏付けされた食品は、できるだけ摂取するようにした方が良いと思われます。何度も述べてきた通り、我々の先輩達はまだ化学や薬理学などの知識がない時代から、その物質の効果を体で会得してきたのです。

そうした先人の知恵は、決して侮れないものがあります。その後何百年もかかって化学の力で解明されたものもありますが、未だに成分などが確かめられないままであっても、庶民の間で根強く信じられている健康食品などは、その有益なはたらきについては頭の片隅に置いておく必要があるかもしれません。

⑨歴史的な性の歓びを高める食の絶品

ここで、古くから男女の間で非常に人気のある食材をご紹介しておきます。それは、肥後ずいきです。江戸時代に今の熊本県である細川藩から将軍家に献上されたほどの人気食材であって、江戸城の多くの女性たちは女社会だけの寂しさを紛らわせるために、この肥後ずいきは今でいう大人のおもちゃとして重宝がられたとも伝えられています。

また、戦国時代には、肥後ずいきは畳の表の材料として使われたとも伝えられています。元々は食材ですから、万が一敵に攻められて籠城する羽目になったときには、保存食としても大変重宝したようです。

ずいきはお湯に入れると柔らかくなります。それをどのように加工して大人のおもちゃにしたか、後は想像していただくしかありません。結論から言いますと、ずいきの茎の部分を束ねると男性シンボルの形に早変わりします。それを、夜毎訪ねてくる男性が不在の城の中で、多くの女性たちはそのずいきの快感に酔いしれたという噂が今に伝えられています。

少し前になりますが、私は熊本に講演旅行に出かけたことがあります。そのときの会食の席で食べた、マコモの天ぷらの味は今でも忘れることができません。マコモという植物の根本の部分にマコモダケの菌が繁殖して、こぶを作ったものです。その食感はタケノコのようであり、またイモのようでもあり、食べる部分によって食感が変わります。また、そのほんのりとした甘みが口の中に広がり、何とも言えない味わいがあります。

私が思わず、「これは上手い！」と歓声を上げると、隣に座っていた地元の人が「もっと食べてください」と、自分の分まで私に差し出してくれたものでした。

熊本地方には、今は天然のものが少なくなったとはいえ、このマコモのほかに肥後ずいきという大変中高年の男女にとって魅力的なぬるぬる物質があることを、私はしっかりと目で確かめた思いがしました。

◆ドクター志賀のワンポイントレッスン1

『男女の愛を育むキスの効用』

もうひとつ、私が講演で必ず聴衆のみなさんにすすめることがあります。それは、「一日一回時間を問わず、夫婦の絆を保つためにキスをするように」ということです。

欧米人に比べると、日本人のカップルは、あれほど恋愛期間中はのべつ幕なしキスをするくせに、いったん結婚すると全くキスなどしなくなる傾向があるものです。よく、「釣った魚にエサはやらない」と言いますが、何もキスまでケチることはないと思うのですが、なぜかしらとくに男性は、はにかみやの傾向が強くなり、「妻とキスなどできるものか」というそぶりを見せてしまうことが少なくないものです。

実は、これが精力減退につながることを、肝に銘じておかなければなりません。結婚後、何年経とうが、何歳になろうが、死ぬまで夫婦は一日一回ハグしてキスをしなければならないのです。

なぜかと言いますと、唾液の中にぬるぬる物質の正体であるムチンが含まれているからです。また、その他にパロチンという唾液腺ホルモンも含まれています。このパロチンは、病理学者の緒方知三郎博士によって発見され、体の多くの組織に対して成長ホルモンとしての作用があることがわかり、過去に大ブレイクしたことがあります。そして、骨や歯、そのほか体のあらゆる組織に対して、栄養や発育に大きな役割を果たしていると言われています。

したがって、キスをするということは、これは自然の摂理でアダムとイブの時代から、いったん赤い糸に引き寄せられて固く結ばれた男女は、健康を守るために、キスすることを義務付けられていると思わなければならないのです。つまり、唾液の交換は健康維持、それと精力アップに大きな力を発揮することを忘れてはいけません。

キスには、色々なテクニックがあります。よくもまあ考え付いたものだと、調べていると人間がいかに助平な生物であるかということを思い知らされてしまうくらいなのです。

軽く抱き合って、唇を合わせることをフレンチ・キスと言います。おそらく、フランス映画などで見る、男女の甘いキスをする光景から生まれた言葉だと思われます。

次は、真空キスです。これは、お互いに唇を合わせて、口の中の空気を吸いこみ、その結果男女の口の中は真空状態に陥ります。次は、回転キスです。これは、お互いに口の中に舌を差し込んで、ぐるぐると回転させます。

ここまで来ると、かなり高度なテクニックを要するようになります。

そして、極めつけがドラキュラ・キスです。唇をできるだけ深く口の中に差し入れて、息が苦しくなるほど強い力で吸いまくるテクニックです。

これだけのキスのテクニックがあれば、男女とも夫婦の絆を毎日のように確かめ合って満足した性生活、及び子だくさんの家庭を作ることができるに違いないのです。

ただし、夫婦がキスをする場合には、気をつけなければならないことがあります。唾液を吸うのは早い者勝ちです。カップルのどちらか唾液を吸いとった方が健康を保ち、精力をアップできるのです。その反対に、唾液を吸い取られた方は早死にしかねないので、少なくとも夫婦の間では、長生きのもとの成分を平等に分け合うような思いやりをもったキスをしなければなりません。

そうキスのテクニックを紹介すると、場内はいつも爆笑に包まれたものでした。しかし、私は講演会を楽しいものにするために話しているわけではないのです。いかにムチンという物質が、男女の仲を保つために役立つかということを力説したつもりなのでした。

ぜひ、肥後ずいきを始めとした、ムチンが含まれた食材を普段から食卓に並べて、大いに長生きをして性生活を楽しんで欲しいと思います。

第二章

いつまでも男であるための勝負飯

～タコ飯・生ガキ・イカソーメンの「タウリン」効果

①生き証人が教えた愛の夜

新潟のある団体から講演を依頼されて出掛けたときの、思い出話を紹介いたします。集まった聴衆は、圧倒的にシニア世代のご夫婦が多かったと思います。講演が終わるとすぐに、引き続き会食になる設定の会場で、ざっと百組ほどのご夫婦が円卓を囲んでいました。

講演は一時間半ほどで、演題はいつものように『医者のないしょ話』でした。あまり硬くならないような健康情報を集め、夫婦和合の秘訣や長寿食のコツをデータを挙げながら説明いたしました。

集まった人々は、私が黒板に書いた文字や人体の絵を、瞳を凝らすように興味深そうに見て、笑いの絶えない和やかな講演会でした。講演が終わると、予定通りすぐに宴会になりました。私は世話役の人たちと同席し、談笑しながら飲み物でのどを潤してから、司会の人と一緒に他の席を回ってみることにしました。

講演会では、しばしばその内容について追加質問が出ることが多いので、あるいは今回も同じように、私に聞きたいことがあるかもしれない、と思ったからでした。

そして、円卓を三つほど回ったときに、年の頃70歳半ばくらいのご婦人から呼び止められました。

「先生、聞いてください。私、本当に幸せで幸せで、こんな暮らしをしていてよいのかと思うくらいなんです」

ご婦人は腰を屈めた私の顔を覗き込むようにして、盛んに自分がどれくらい充実した老後を送っているかを訴えてきました。

「年を取ってから、若いとき以上に夫婦仲が良くなりましてね。主人は毎晩必ず一回は私に幸せを与えてくれるんです。こんなことってあるんですね。私たち夫婦って、おかしいんでしょうか」

「えっ、毎晩ですか?」

私はそう聞きながら、ご婦人のとなりに座ってビールのジョッキに手を当てたまま、ニコニコしているご主人の顔を思わずみつめました。歳は奥さんと同じように、70歳の半ばをとうに超していると思われました。

「奥さん、それは幸せですよね。でも、若いときからずっとそうなんですか?」

「いえいえ、仕事が忙しいうちは、ずいぶん寂しい思いをしたこともありましたけど、年金暮らしになってからは、毎晩楽しくて、こんな人生ならずっといつまでも続いて欲しいと思うんです。ね、先生。幸せだと思っても罰が当たらないですよね」

「いやぁ。素晴らしい。罰なんか当たりませんよ。おそらくギネスブックに残る夫婦かもしれませんよ」

私は司会の人が運んできたイスに座って、奥さんの話を聞くことにしました。

●ご主人のパワーの秘密は、その旺盛な食欲にあった

それから三十分近く、私はほかの席を回ることも忘れて、夢中になってそのご夫婦の話に耳を傾けました。その結果、わかったことが二つあります。

一つは、ご夫婦にはこれといった持病がなく、今まで病院通いをしたことがないということです。つまり、生活習慣病や手術をしなければならないような病魔に襲われたことも全くない、幸運な夫婦であることがわかりました。

二つめは、ご主人は好きな酒を控え目に、決して深酒をしないように若いときから気をつけてきたことがわかりました。

新潟と言えば、『越乃寒梅』という名酒が有名です。よく幻の酒とも言われ、なかなか手に入らないのですが、酒飲みにとってはその切れのある飲み口が特徴で、一度は味わってみたい名酒中の名酒と言われてきたものです。

その酒を、ご主人は毎晩食前酒としてお猪口に何杯か飲んでいるそうです。しかも、その量は決して一合を超えることはなく、見事に自分でセーブしながら飲んでいるというのです。

次は、食材です。夫婦はとにかく魚介類が好きで、三度の食事でこの海の幸を欠かしたことがないというのです。新潟は、日本有数の魚介類の豊富な地域です。今ではすっかり全国的に有名になりましたが、日本海に面した寺泊は県民の台所として有名です。その市場に並ぶ魚介類はその名前を聞いているだけでも、一度は訪ねてみたくなるほどの珍味ぞろいです。四季折々、さまざまな海産物が市場に並びます。

紅ズワイガニ・甘エビ・南蛮エビ・牡蠣・ホタテ・あさり・はまぐり・のどぐろ・ヤナギガレイ・ヒラメ・ぶり・真鱈・キンメダイ・メバル・真鯛・スルメイカ・ヤリイカ・水ダコ・タチウオ・鮭・サバ・マアジ・キアンコウ・スケトウダラ・ギンバ草・わかめなど、数え上げるときりがないほどです。

どうやら夫婦の若い活力源は、これらの海の幸にあるに違いない、と私は確信しました。魚介類には体の老化を防ぐ有効な成分がたっぷりと含まれています。それらの魚を夫婦仲良く50年以上も摂取し続けているわけですから、夫婦そろって今まで健康に暮らしてこられたのだと思います。

それともうひとつ忘れてはいけないのは、新潟は米どころで、今や世界的に知られている『コシヒカリ』の産地です。お米は炭水化物をたっぷりと含んでいて、生命活動を支える重要な成分であることは、説明するまでもありません。

酒良し、米良し、魚良し、この三つそろった食材を上手に食卓に並べると、このご夫婦のように年を取っても夜毎愛の交歓が続けられるのだと思い、その二人のパワーにあやかりたいと、最後はご夫婦の手をしっかりと握りました。

②男の若さを保つ脅威のＥＰＡ

今ご紹介した、幸せな夜の生活を送っている夫婦のエネルギーは、どうやら食生活にあることがわかりました。それでは、ご夫婦が普段口にしている魚介類の、一体どこに二人の幸せを招く成分が含まれているのでしょうか。よく検討してみると、どうやらその秘密の一つは魚介類に含まれている動脈硬化を防ぐ、ＥＰＡという物質にあることが推測されるのです。

魚に含まれている脂が、我々の健康に大変役立つことがわかってから、ずいぶん月日が経ちました。最近では、この魚の脂を中高年の中性脂肪を下げるための薬剤として、実際に医療の現場でも使われるようになってきました。

血管にコレステロールがたまり、体に中性脂肪が増えてくると、動脈硬化症という病気に襲われて、寿命に陰りがみえてくることは、よく知られているとおりです。やがて今人類が闘っている、がんを始めとする病は克服される時代が必ずやって来ると思うのですが、おそらく人類の最後の天敵になるのは、自らの命を支えている血管の動脈硬化ではないかと考えられているのです。

血管は、全身の命を支えている細胞に酸素や栄養素を運ぶ、いわば命の根源をなしている極めて重要な臓器とも言えるわけです。この血管が弾力性を失い、全く全身に血液を運ぶ作用を失うと、人の体は細胞死を招き、生命活動を行うことができなくなってしまいます。

しかし、魚の中にこの動脈硬化を防ぐ、重要な物質が含まれているということは、人類にとっては福音と言えるかもしれません。

とくに、海に囲まれた我が国では、ふんだんに魚介類を食卓に並べることができるわけですから、健康を維持するためには、誠に理想的な環境で暮らしていると考えてもよいかもしれません。

ＥＰＡは、エイコサペンタエン酸の略で、不飽和脂肪酸の一種で、通常は魚の中に液体の状態で含まれています。もうひとつ、魚に含まれている液状の脂として代表的な脂肪酸としては、ＤＨＡ（ドコサヘキサエン酸）があります。

この二つの脂が、実は人体の動脈硬化を防ぎ、また血管や臓器に溜まった中性脂肪を低下させるために、大きなはたらきをしているのです。

これらの成分を含む魚介類は、数多くあります。

きんき、さんま、サバ、マグロ、はまち、まいわし、うなぎ、ぶり、鮭、ほっけなど、枚挙に暇がないほどです。

ここに挙げたほか、ほとんどの魚介類に多かれ少なかれ不飽和脂肪酸が含まれています。したがって、こうした魚介類を常食するという習慣を身につけていれば、動脈硬化を防ぐために大変役立つということがわかると思います。

③男の精力を保つには、ペニスの動脈硬化を防げ

男性性器の陰茎の部分は、主として二種類の海綿体からできています。尿道の周りにある海綿体を尿道海綿体と言います。もうひとつ、左右一対の陰茎海綿体が尿道の両側にあります。この三つの海綿体で、陰茎は勃起現象を起こしています。

陰茎海綿体の周りは、白膜という強靭な膜につつまれています。勃起現象を起こすときには、この白膜の存在も一役買っていると考えられます。

人間の陰茎には、あまりの硬さに変形することから骨があるのではないかと思う人もいるようですが、実際には骨どころか軟骨のかけらもありません。動物の中には、骨があるものもいます。

例えば、哺乳類の中には、ネコ・ネズミ・モグラ・一部の猿など、かなりの動物が陰茎骨という骨をもっていることがわかっています。さて、この陰茎ですが、もし骨があれば骨折などを起こすことはあり得るのですが、人間の場合には、骨がないのにまるで骨折を起こしたように陰茎が腫れ上がることがあります。これを陰茎折症と呼んでいます。

したがって、勃起したときには、あまり無理な刺激を加えることは、白膜や海綿体に損傷を受け、骨折と同じような事故が起きることを知っておく必要があります。

それでは、どのようにして勃起現象が起こるのか、少し詳しく調べてみましょう。

一対の陰茎海綿体には、陰茎動脈という部分から血液が海綿体の中に流れ込みます。この動脈の流入には、陰茎動脈の先端に弁があって、自律神経によってコントロールされていて、血流を調節しています。こうして海綿体に大量の血液が流れ込むと、海綿体は膨張し固くなって、白膜と共に陰茎静脈を強く圧迫し、血液の流出を防ぎます。その結果、血液は海綿体の中に充満し続け、勃起現象が継続することになります。

やがて射精などの現象が起こると、陰茎静脈を圧迫していた海綿体と平滑筋の力が弱まり、血液が静脈の方へ流出して勃起がおさまるのです。このようにして、陰茎は非常にデリケートな血液、神経、海綿体、血管などのはたらきによって、勃起を起こしたり鎮めたりしているわけです。

この勃起に対しては、海綿体と動脈や静脈の動脈硬化が進んでくると、血液の流れもスムーズにいかなくなってくることは、想像に難くないと思います。つまり、血管の弾力性が保たれていて、血液が瞬時に海綿体の中に流れ込むようにならなければ、陰茎のさまざまな性的障害が起こることになります。

老いが始まったり、また肉体的に疲労困憊すると、半立ちとか中折れなどの勃起不全、さらにはインポテンツが起こりやすくなるのは、この動脈硬化が進行していることが大きな原因になっていると考えられるのです。

つまり、ペニスの動脈硬化を防ぎ、血管を若々しく保つことが、男性の精力をいつまでも維持することになると理解しておくべきなのです。

そのためには、血管をリフレッシュして、弾力を保つような食物を普段から摂取することが大切になってきます。ＥＰＡなどを含む魚介類は、ペニスの若さの維持に多いに役立つことは間違いないのです。

④生ガキは睾丸の若さを保つ秘密兵器だ

男の精力をいつまでも保つためには、ＥＰＡが重要なはたらきをすることがわかったと思います。それと同時に、もうひとつ重要な成分を男はしっかりと記憶にとどめておかなければなりません。

それは、睾丸が生成する精子や、それに精液の主成分である前立腺液のはたらきを低下させないようにするために、ミネラルや良質なタンパク質を平素から摂取するように心がけなければならないということです。

それに役立つ食品として、生ガキが世界的に大きな注目を浴びてきました。

この生ガキは日本だけではなく、ヨーロッパでも大変人気の高い食品の一つです。魚介類の生食は、日本人が古くから慣れ親しんできた食事法の一つですが、欧米ではこの生ガキが例外的に生食する魚介類と考えて良いと思います。

生ガキには、数々の栄養素が含まれていますが、中でも有名なのが、あのカキの旨みを引き出しているアミノ酸類だと思います。アラニン・グリシン・プロリン・グルタミン酸など、とにかくアミノ酸の宝庫なのです。あのカキの独特の味わいは、グルタミン酸によるものと考えられます。

それともう一つ、カキにはグリコーゲンも多量に含まれているので、このアミノ酸とグリコーゲンが相まって、あの独特の味を醸し出しているのです。

さらに忘れてはいけないのは、カキにはミネラルの亜鉛が豊富に含まれていることです。生ガキの亜鉛の含有量は、すべての食品の中で突出して多く、100グラム当たり13・2ミリグラム含まれています。亜鉛はほかの海の幸にも含まれてはいるのですが、例えば酒の肴の珍味として知られる、ぼらの卵のからすみには、100グラム当たり9・3ミリグラム含まれています。含有量は多い方なのですが、それでも生ガキには及びません。

この亜鉛は、男性の精子の生産に大きな役割を果たすこともあって、俗にセックスミネラルとも呼ばれているほどなのです。それとタウリンもたっぷりと含まれています。これら三つの特徴的な成分が含まれている生ガキは、まさに男性の精力を維持するために素晴らしい食品と言わざるを得ません。

カキは、11月～4月頃が旬の時期であると言われ、これらの成分が一番含まれている時期でもあります。欧米でも、語尾にRがつくと言われるこの時期に好んで食べられているようです。したがってこの時期の生ガキは、まさに天下一品の健康食品でもあるのです。カキの産卵の時期は6月～8月とされ、この時期のカキは食あたりを起こすので、昔から食べてはいけないことになっていることは、よく知られているとおりです。

欧米では生食が多いようですが、我が国では、カキフライ、カキ鍋、カキご飯、マリネ、ホイル焼きなど、実にその調理法は多彩です。もちろん、生でそのまま食べることも好まれています。

もっとも、夏のカキは危険だと言われていますが、カキの中には夏場に非常に味の良いものがあり、中でも岩ガキなどは好んで食されています。

この栄養たっぷりで、しかも男性の性器の強力な助っ人になる生ガキを食べないという手はありません。生食が苦手な人は、鉄板焼きなど火を通して食べると良いでしょう。近頃精力になんとなく自信が無くなっている男性諸君は、ぜひ精力回復のために、この生ガキをおおいに食べるよう心掛けるべきです。

⑤タコを食べて、性のスタミナを保て

さてここで、男の精力を維持するために、どうしても補給しておかなければならない物質があります。それがタウリンです。実は、このタウリンは魚介類では生ガキとタコに多く含まれていることがわかっているのですが、まずそのタウリンがなぜ人体にとって大切な成分であるのかを考えてみることにしましょう。

タウリンは、別称アミノエチルスルホン酸と呼ばれていて、含硫アミノ酸のシスチン、システインから合成されます。このタウリンは、動物の体内の重要な臓器に幅広く含まれています。一番多く含まれているのは、肝臓、筋肉であり、そのほか、心臓・腎臓・肺・脳・網膜・卵巣・精子など、今挙げたように生命を維持するためには無くてはならない臓器すべてに、広く分布していることがわかっています。

このタウリンが、実は生ガキに非常に多く含まれているのです。生ガキ以外の魚介類にもタウリンの含有量が多いものがあります。例えば、タコ・ヤリイカ・ホタテ貝・あさり

などにもたっぷりと含まれています。

さて、ここで注目しなければならないのは、なぜ貝類とタコやイカなどに多く含まれているかということです。タコの場合は、体全体にタウリンがちりばめられており、あの変幻自在に動き回るために、そのタウリンが原動力になっていると思われます。

また、貝類の場合は、じっと一カ所に生息し、流れてくるプランクトンなどを捕食していいます。その生命力を維持するために、タウリンは非常に大きな力を発揮しているわけです。

人体においても、心臓に非常に多く含まれているということは、休みなく鼓動を打ち続けている心筋を支えるために、このタウリンは無くてはならない存在なのです。また、肺や肝臓、筋肉などにもたっぷりと含まれているのには、それなりの理由があるからです。

つまり、人体が100年近い寿命を全うするために、このタウリンが無くてはならない物質としてはたらいているからなのです。

⑥タウリンは生ガキとタコで補え

今説明したとおり、タウリンが体にとって非常に役立つ物質であることがわかったと思います。この物質が海で囲まれた国に住んでいる我々の口に手軽に入るということが、あるいは日本人の平均寿命を世界のトップクラスに持ち上げている要因のひとつになっているのかもしれません。

さて、このタウリンですが、魚介類の中では生ガキとタコに突出して多く含まれているのです。

ちなみに、生ガキに含まれているタウリンの量ですが、100グラム当たり1170ミリグラムの含有量を誇っています。これは、あさりの約3倍、ヤリイカの約2倍も含まれていることになります。

タコの場合も含有量では、生ガキとは双璧と言っても良いと思います。タコには100グラム当たり1670ミリグラム含まれています。ホタテ貝は旬の冬の時期になると、1000グラム当たり1000ミリグラムも含まれることがわかっています。

昔から、男性の精力アップには、生ガキとタコが最強の食品だと言われてきました。そして、我々日本人は、無意識の内に食卓に、とくにタコやイカ、あさりやホタテ貝などの料理を並べています。おそらく、その成分を知らないうちから経験的にそうした魚介類が男女の精力を維持し、また健康を保つために役立っていることを知っていたのだと思います。

生ガキにはシーズンがありますから、一年中食べるわけにはいかないかもしれませんが、タコに関しては、いつでも手に入る食材の一つと言えます。刺身良し、マリネ良し、唐揚げ良し、タコ飯、と色々な調理法で楽しめる、もっともポピュラーな食品です。

中高年の声を聞いた男女は、大いにタコを食べてタウリンを体内に摂り入れ、心臓や肝臓など重要な臓器の健康維持を図り、またいつまでも筋肉が衰えないようにするために、食べて欲しいものだと思います。

⑦水ダコには男を鍛える力が宿る

タウリンの多いタコについて、私には忘れられない思い出があります。私は北海道の知床半島の羅臼町で生まれました。

目の前には、二十数キロの根室海峡の向こうに、国後島が視界いっぱいに広がっています。この海峡は想像以上に深海で、深い所では千メートル以上あります。つまり、この根室海峡には、陸地に例えると深い渓谷が横たわっているということです。したがって、この海峡には深海魚が多く、今でこそ幻の魚と言われていますが、畳一枚の大きさのカレイの仲間のおひょうがよく獲れたものです。

冬の積雪が多い時期に、このおひょうが上がると、その切り身を雪の中に保存して、刺身や焼き魚などにして食べたものです。肉厚のおひょうの味は、今でも忘れることができない知床の珍味の一つです。

そのほか、舌がしっかりと覚えているのは、水ダコのうまさです。大きなものになると、足をのばすと五メートル近くあり、重さも数十キロ、中には五十キロもあるほどの怪物です。それにしても、水ダコは実に美味です。吸盤が大きく、それを取り囲む柔らかな薄いひだは口に入ると、とろけるようでした。

今では、水ダコの足一本でもかなり高価なものとなり、なかなか都会では口にすることができないかもしれませんが、知床を訪れた際には、ぜひ味わってほしい海の幸の一品だと、自信をもっておすすめいたします。

タコと言えば、北の珍味として水ダコ、本州では明石のタコが双璧と言えるかもしれません。この東西のタコに、体にとってきわめて大切な良質のタンパク質が含まれているのです。ぜひ食卓に並べて、タウリンをたっぷりと摂り入れて欲しいものだと思います。

体の栄養素は思いついたときに食べるのではなく、毎日少しずつ継続して摂り入れるのがコツなのです。よく継続は力なりと言われますが、食に関してもその言葉は当てはまると思います。つまり、思い出したときだけ食べるのではなく、こうした体の基礎的な体力をつける食品を毎日摂取することが、男のパワーを維持するために非常に役立つことを忘れないようにしたいものです。

そして、食べ物は食べたいときに食べる、ということをしっかりと覚えておく必要があります。それは、体が欲している大切なサインだと思えば、納得がいくのではないでしょうか。体が欲しているからこそ、食べたいと思うのです。また、そうした食材を口にすることは、必ず体の血となり肉となるに違いないのです。

ともかく、男はタコを食べる、これを男の格言としてぜひ覚えておいて、実行に移してください。そうすれば、いつまでも現役の男として、女性を歓ばせる力が維持されると思います。

⑧北の刺身料理はイカソーメンにとどめを刺す

イカは、コレステロールを多く含み、睾丸の男性ホルモンのアンドロゲンを作り出すために、きわめて役に立つ食材であることは、すでに説明いたしました。とくに、干したスルメイカは、まるでコレステロールの固まりのように、この成分を多く含んでいるのですが、生のイカにも同じようにたっぷりと含まれています。

生のスルメイカ100グラムには、約250ミリグラムのコレステロールが含まれています。成人男性の一日に必要なコレステロールの量は、約750ミリグラムですから、生のイカを300グラム食べただけでも、この必要量を満たすことができます。

300グラムというと、いかにも多い量に聞こえますが、料理に工夫を加えると、そう難しい摂取量ではありません。イカの食べ方には色々な方法があります。よく知られている、イカ刺し、煮つけ、イカ飯、イカの鉄砲焼き、塩辛などは、いつでも食卓に並べることのできる、まさに庶民の味です。

我々日本人は、このイカとの縁が深く、もっとも好まれる海の幸の一つではないかと思われます。このイカ料理の中で、とくに食欲を誘い、男の精力保持のために役立つ食べ方は、なんといっても刺身です。中でもイカソーメンは、生のイカの味を徹底的に引き出す料理として、極めつけの刺身と言えるかもしれません。

イカソーメンの作り方は、とても簡単です。まず、一杯のイカの足を抜き、身の部分の皮をはがします。それから身を開き、刺身包丁で縦に細く切っていきます。なぜ、縦に切るかと言いますと、イカの胴体の部分の繊維は横に走っています。この繊維を縦に切ることによって、より食べやすくなり、かつイカの身のうまさを引き立てることができるからです。また、イカをそうめん状に細く切ることには、アニサキスという寄生虫を予防する効果もあります。近頃、とみに注目されるようになったアニサキスは、魚介類を中間宿主として寄生し、それを食べることによって、人の胃腸にアニサキス症という感染症を起こします。胃腸の中に入ったこの寄生虫は、皮膚に刺さっていく傾向にあり、猛烈な痛みを発症します。したがって、生の魚介類を食べるときには、十分にこの寄生虫を排除しなければなりません。

イカの刺身をつくる場合も、まず皮をむいた身の部分を灯に照らして、虫がいるかいないかを確かめ、さらに念のために細かく身の部分を切ることによって、虫を排除することができるのです。

こうして食べると、安全なうえに、なおかつイカの旨みが十分に引き出せるようになります。

とにかくイカソーメンは、文句なしにうまいの一言に尽きます。かつて、札幌に講演に招かれたときに、宿泊したホテルの寿司屋でこのイカソーメンを食べたことがあります。

そのときは、そうめん状に切ったイカを載せた軍艦巻きを出してくれました。このときの寿司の旨さは、北海道生まれの私でさえ驚くほどの美味でした。今考えてみると、板前さんの包丁さばきが抜群で、あまりの美味しさにいくつもいくつも、この軍艦巻きをアンコールしたほどでした。

札幌には三日ほど滞在しましたが、夜になるとあの軍艦巻きが忘れられずに、毎晩寿司屋に通ったものでした。

近頃では、東京や横浜の寿司屋でも、このイカソーメンを握りで出してくれるところも増えてきました。私のように、イカの本当のうまさを知っている者にとっては、嬉しい限りです。ともかく、イカには男性の若さを保つ原料となる、コレステロールがたっぷりと含まれていて、なおかつ動脈硬化を防ぐＥＰＡも含まれています。したがって男性が口にする食材としては理想に適ったものと言えるでしょう。

シニアの声を聞く年になった男性諸君は、このイカソーメンをおおいに口にして、生涯現役を目指してがんばって欲しいものです。

⑨これぞいつまでも男が男であるための勝負飯だ

男が愛する人と夜を共にする場合、いつも真剣勝負にのぞむ気持ちで立ち向かうものです。よく体調不良で元気がないと、女性の方から、「今夜は手抜きしているでしょう」などという不満が漏れがちですが、決してそんなことはないのです。

男が女性と接するときには、土俵に上がった力士のように、勝負をかけて体調の悪さなど忘れて接するものです。そこで、男がいつも女性に満足を与えるために、必ずや力になってくれるであろう、男の勝負飯のレシピを紹介しておきます。

これは、60年にもなろうかという期間、白衣を着続けている医師の長い経験に裏付けされた男飯だと思って参考にしていただきたいと思います。

●『ドクター志賀の秘伝・勝負飯！』

(1)刺身はなんといってもイカソーメン

今、説明したばかりのソーメンをたらふく食べて、男の精気を養ってください。

(2)次は、カキフライです。

できれば新鮮なカキを何個かくっつけて、一緒にフライにして食べることをおすすめいたします。東京の日本橋には、爆弾と呼ばれるカキ料理を売りにしている有名店があるそうです。つまり、生ガキがまるで爆弾の火薬のように、たくさん詰まっているフライという意味です。

一度食すると、やみつきになるほど美味だと言いますが、ぜひこのカキフライのテクニックを身につけて、男の料理として活用してもらいたいものです。

生ガキに含まれる亜鉛とタウリンは、必ずや戦場に向かう男を奮い立たせてくれるに違いありません。

(3) 次は、タコ飯です。

研ぎたての米を炊飯器に入れ、だし汁としょうゆ、しょうがを入れ、それにゆでたタコをたっぷりと入れて炊き上げます。これもそう難しい料理ではありません。このタコ飯が、勝負飯の締めの料理になります。

タコにはすでに説明したとおり、タウリンがたっぷりと含まれています。また、EPAも同様に含まれている、男にとっては理想的な食材であることは、すでに説明したとおりです。

それに、ご飯を食べることは、炭水化物とブドウ糖を摂取することになるので、脳のはたらきを活性化させ、また筋肉やほかの内臓の持続力を高める底力をつけるために役立ちます。つまり、米とタコを一緒に食べられるこのタコ飯は、男の勝負飯の締めの料理として最高の一品と考えられるのです。

この知床育ちの男がうまさを保証する、この三品の料理をいつまでも男であるためにぜひ活用して欲しいと思います。

◆ドクター志賀のワンポイントレッスン2

『我慢するにもほどがある』

第一章のエピソードで紹介した『接してもらさず』という言葉について、少し男としては考えておかなければならないことがあります。

この言葉の原点は、江戸時代の儒学者貝原益軒の述べた、健康法の中にあると伝えられています。その意味は、男性なら誰でもわかることですが、女性との性行為の中で射精をしないということです。

人間の性交時の性反応は、四段階に分かれることがわかっています。それは、興奮期・平坦期・絶頂期・消退期です。これは男女ともに同じような経過をたどって性反応が起こります。

男の場合に限って考えますと、興奮期は男性期が勃起する段階です。次に、この状態がややしばらく続きます。これが平坦期です。そしてやがて、性反応は最高潮に達し射精が起こります。これが絶頂期です。その後は、勃起していた男性器の興奮が、まるで潮が引くように消えていきます。これが消退期です。

『接してもらさず』とは、この絶頂期のときの射精を我慢するということなのです。とは言っても、射精をがまんして性行為を終わることは、なかなか至難の業です。とくに十代、二十代の若い男性では、まず無理な行為と言わなければなりません。

しかし、性的な経験を積んできた場合には、とくに中高年の声を聞くようになると、この貝原益軒の特技とも言える技が可能になってくるのです。

●接してもらさずの弊害

しかし、この行為はパートナーの女性にとって、決してよい結果をもたらさないことがわかっています。それは、精神面では不満足という感情が発生する危険があり、また肉体的には不感症予備軍を生む可能性があるからです。

人体の血液の流れを考えてみますと、血液は今よく使われている臓器に集まる傾向があります。その代表的なものは、脳と消化器の関係を考えてみれば、よくわかると思います。

食事をした後は、胃腸の消化吸収を高めるために、血液は消化管に集まってきます。そうすると、体のほかの部分、とくに脳の血液が減少し、またほかの体の部分の血液も消化管に集まるようになりますから、脳では眠くなる傾向が強くなり、また手足の部分では気怠さが増えてきます。食事をした後に、横になってひと休みしてしまいたくなるのは、こうした血液の流れが大きな影響を及ぼしているからだと考えられるのです。

性行為の場合はどうでしょうか。女性の場合には、骨盤の中にある臓器、それに筋肉などに血液が集中する傾向があります。それが子宮や膣の性的な興奮を高め、男性とのスムーズな性反応を起こすようにつながるわけです。

そして、生理的に順調な四段階の性反応が推移して、やがて絶頂期になり男性が射精し、そして女性がオーガズムに達すると、この骨盤の中の充血した血液は潮が引くように全身に散っていくと考えられています。

もし、いつまでも骨盤の中でうっ血が起こると、やがてそれが原因で女性性器に異常が発生し、不感症の原因になると指摘されています。

つまり、男女が愛を育むときには、生理的に無理のない性反応の四段階を、ごく自然な状態で営むのが、精神的、肉体的に男女の生理を順調に保つために役立つと考えられるわけです。

つまり、パートナーには絶頂感を与えるように努力することが大切です。「接してもらさず」の場合には、男性が性器を挿入した状態で性行為を中断するか、あるいは膣外射精をするかのいずれかの行為を行うことになります。この場合、いずれの場合も女性に大きな不満が残ることは否めないことは説明したとおりです。しかし、そのような状態が続いていくと今説明したように、女性の不感症を招くことが心配です。では、どうすればよいでしょうか。

この「接してもらさず」を叶えるためには、男性は思いやりをもって、パートナーがオーガズムを覚えるまで我慢することが大切になります。男としては、相当訓練をしないと難しい技術かもしれませんが、愛があれば大丈夫、必ず射精をせずに女性をオーガズムに導くことができるはずです。一にも二にも男の努力次第であることを忘れてはいけません。

もっとも、人間は他の動物と違って、性的行為を男女のコミュニケーションに使うという知的性生活を行う傾向があります。したがって、動物の牛や馬のように、あっというまに性交を終えるような行為では、満足するわけがないのです。ついつい男は、何度でも愛の交歓が可能なように、射精をすっぽかしてひと休みして、また同じ行為を行うということをしがちなものです。

●ただし、高齢者の最良の健康テクニックに早変わりすることもある

以上の説明で、女性の生理にとって決して好ましいことでないことは、理解していただけたと思います。しかし、この貝原益軒の教えは、65歳以上の高齢者と呼ばれるシニア世代の男性にとっては、しばしば役に立つことがあるのです。

男性にとって、性行為はすでにご紹介した一回の消費カロリー75キロカロリー以上に大きな疲労を感じることが少なくありません。

とくに日本男子のもっとも好む男性上位の、いわゆる正常位の体位では体重を支えるために腕や腰や膝に、非常に大きな負担がかかるものです。その結果、性行為そのものの必要カロリーよりも、はるかに大きなカロリーを消費したような感覚に襲われることがあります。

こうした体の負担を考えると、高齢になったら、毎回絶頂期に達するまでがんばらずに、途中でパートナーが満足して絶頂感を覚えたときを見極めて、射精をがまんすることが、

中高年の健康を考えると理想に適った性行為になる場合もあることを、覚えておきたいものです。

男が射精をがまんしたからといって、体に大きな異常が発生することは、まず考えられません。また、男性は『男子の本懐』などという美辞麗句で褒め称えられることが多い、性行為にまつわる命にかかわる突然死に襲われることも、稀にあります。いわゆる性交死です。これを、巷では腹上死と呼ばれる場合も少なくありません。

性行為では、脈拍の上昇、血圧の上昇、呼吸数の増加など、心肺機能に大きな負荷がかかります。その結果、平素から生活習慣病などを患っている場合には、血圧の急上昇を招き、性交直後に急死することも起こりうるのです。

こうした事故を防ぐためにも、高齢になったら、自分の体調をよく見極めて、性反応はどの辺で押しとどめておくべきか、まさに知的性生活を考えなければならないと思います。

つまり、『接してもらさず』という男の技は、性行為の諸刃の剣になるということを、頭の片隅において女性との愛を育んでいくようにいたしましょう。

第三章

和食は「ダイエット食」よりは「スタミナ食」だ

～マグロ・紅鮭・舞茸・しじみ・ごぼうは男を絶倫にする食材だ

①三度のテストで失格した、ある男の悲劇

ある化粧品会社の営業マンをしているCさんは、今年35歳になります。周りの者がうるさいので、今までためらっていた結婚を、そろそろ考えなければならないかと思い始めていました。

彼が結婚をためらうのには、今のセールスマンの仕事が大きく影響していることは、彼自身も自覚していました。化粧品の訪問販売は、数ある営業の中でももっとも難しい仕事のひとつだと言われています。なぜなら、過去に訪問先の奥様達から、両手の指では数えきれないほどの誘惑を受けたことがあるからでした。

結婚して所帯を持っても、女性は男のように異性に対する関心がなくならないのだ、と気づくと、自分が結婚して若い妻をマンションや一戸建ての住宅にひとりで置いておくことの状況を考えると、やりきれない気持ちになるのでした。

「もし浮気されたらどうしよう」それがトラウマとなって、見合い話などが舞い込んできても、ついついしり込みしてしまうのでした。

しかし、男女の縁などというものは、どこに転がっているかわからないものです。会社

が催したパーティーで、たまたま同じテーブルを囲んでいた来客の中に、今まで会ったこともないような凄腕の女性がいたのです。その彼女は、彼の人生の、女性に対する印象を根底から覆すほどの積極性に満ちあふれていました。

とにかく社交性が抜群で座持ちがよく、彼女が座っているテーブルからはパーティーの間中、笑いが絶えませんでした。

「こういう女性なら、助平な下心のある男性の誘惑も一蹴してしまうに違いない」そう思うと、彼の好奇心は高まりました。

そのパーティーの翌日のことです。彼女の方からメールが入りました。ぜひ一度食事をして、訪問販売のノウハウを伝授して欲しい、と言うのです。彼女の販売する品物は違いましたが、同じように営業で苦労していることは察しがついていましたから、仕事の話なら会っても問題は無いだろう、と誘われるままに彼はメールのあったその日に彼女と会うことにしました。

●彼は一度目のテストで完全に自信を失った

とにもかくにも、彼も色々な女性を今まで見てきた中で、彼女のような女性と巡り合ったのは初めてです。食事が終わると、すぐホテルのバーに誘われました。立て続けにワイングラスで乾杯して、ほろ酔い気分になった彼の耳元に、彼女は耳たぶを今にもかじりそうなほどに近づいて、ささやきました。

「私、結婚したいのです。お願いできませんか」

結婚という言葉に、彼は酔いもさめるほどに驚きましたが、その彼をまるで子犬でもあやすかのように体をぴたっと寄せてきて、手を取り足を絡ませて、

「私、一子と言います。歳は28歳。あなたの年は昨日のパーティーでご友人から聞きました。私と七つ違いの35歳、年は釣り合っていると思います。会った瞬間から私のタイプでした。だからどうしても、一緒に暮らしたくなったんです」

「いやぁ、急な話ですね。どう答えたらいいのかなぁ」

「そういうと思いました。あなたはそんなタイプですよね。でも、私と対照的な性格みたいなので、きっと相性は抜群だと思うんです」

「相性？　あなたは見ただけでわかるんですか」

「ええ、私、男の人の気持ちを見抜くのは得意なの。相性が良いかどうか、試してみましょうか。そして良いとわかったら、すぐ結婚しましょう」

その後どれくらい、ワインを飲まされたでしょうか。赤ワインを一本、空になるまで飲んだことは覚えていますが、その先のことは覚えていません。

気がついたら彼はすっぽんぽんの姿で、ホテルのベッドの上に転がっていました。

●二度目は彼の部屋で失格

ホテルでのことは、夢の世界のような出来事でした。大の字に倒れている彼の耳元に、また悪魔の声が聞こえてきました。

「今日はアルコールで失敗。ごめんなさい、私のリードが悪かったわ。でも、ここまで来たら、もう一子と名前で呼んでくれるわよね。友達はみんなピン子って呼ぶの。でもイチコロでもピンコロでもいいわ。あなたと一緒になれれば幸せだから。今夜は何をしてもあなたは役に立たなかったけど、またすぐ会いましょうね」

どうやら、今夜は彼女のテストに失敗したようです。イチコロは俺の方だと、彼は情けない気持ちでマンションに帰っていきました。

二度目のデートは、それから一週間後、彼の部屋に彼女がやって来ました。そして、彼女の二度目のテストを受けることになりました。シャワーを浴びて、すでに用意万端で彼女が待ち構えているベッドに潜り込んでみたものの、まったく股間の物体がうんともすんとも反応しないのです。男はこうして、一度ならず二度までも自信喪失すると、なかなか立ち上がれなくなるものです。

あるいは、意外なほど大酒飲みの彼女に、ペースを合わせて飲んだのが不幸の始まりかもしれないと思いましたが、そんな弁解をしている場合ではありません。彼は懸命に彼女のテストに合格しようとがんばってみましたが、途中で息切れしてダウンしてしまいました。

正直言って、一子の方も焦りを覚えました。男としての誠実さや人柄の良さは十分にわかっているのですが、肝心の夜の生活はあまり期待ができそうにありません。これでは、新婚生活の幸せが半減してしまいそうな気がしました。

家に帰ったあと、彼女はどうしたものかと考えあぐねていましたが、その彼女の胸に、風俗店に通ってきていた60歳過ぎの男のことが思い浮かびました。

実は、もう少し若かったときに、一子は風俗でバイトしたことがあるのです。その風俗で働いた年月は一年や二年ではありませんでした。今まで一体、何百人何千人の男性を観察してきたでしょうか。それだけに、一子は男性との相性を診断する能力に長けていたのです。

今、頭に浮かんだ客のひとりの男は、還暦を過ぎたにしては、やけに精力旺盛でアンコールに次ぐアンコールで、その客が来ると一子はそのあと商売になりませんでした。疲れ果てて、早々に仕事を切り上げなければならないことも一度や二度ではないのです。

一度、その彼に旺盛な精力の素は何かと尋ねたことがあります。彼はその問いに、「どうだ、すごいだろう」と言わんばかりに胸を張って、「俺のスタミナはニンジンだよ」と言いました。

「俺は競走馬を持っているんだけど、あの馬の馬力にあやかりたいと思って、馬の食欲を観察したんだよ。俺の馬はとくにニンジンが何よりの好物なんだ。それを見ていて、ハッとなった。それからというもの、ニンジンジュース、きんぴらごぼう、ニンジンの天ぷらをまず欠かしたことがない。それが俺の馬力の素になっているかな」

その彼の言葉が一子の胸をよぎりました。「そうだ、新しい彼氏にニンジンジュースを贈ってあげよう。馬主の言うことだから、まず間違いないだろう」

早速ニンジンジュースを食べて、馬並みのスタミナをつけてもらいたい。彼女はすぐスーパーでニンジンを山ほど購入すると、彼の家へ送りつけました。

●ついに運命の夜がやってきた

ニンジンが大好物の競走馬の馬力を信じて、一子は彼との三度目の愛情交換を試みました。今度は、彼女のマンションに彼を招待することにしました。どうしても彼との結婚を諦めきれません。どうにかして彼の男性シンボルを正常な姿に戻したいのです。

彼女が朝から料理に専念してつくった品々が、食卓の上に並んでいます。すっぽんの鍋料理、うなぎの蒲焼、朝鮮人参を始めとする薬草の入った薬膳料理、それに和食のきんぴらごぼうに白和え、それにニンジンとごぼうの天ぷら、とにかく彼に馬並みの精力をつけるために料理の本で調べた男性を強化するレシピが、所狭しと並んでいます。

そして姿を見せた彼と、まずニンジンジュースで乾杯、今夜はアルコール抜きです。食卓の料理を見て、彼は目を丸くして驚いていますが、一子の方も必死です。今夜こそテストに合格してもらいたいと願いながら、まずすっぽんのスープから勧めることにしました。

そして、食事が終わると、ふたりでシャワーを浴び、運命の時間がやって来ました。

ベッドの中で愛の言葉を交わし、彼の体に手を触れた一子は、おやっという顔で目を瞬《しばた》かせました。明らかに今までの二回のテストとは違う反応が、彼の体に表れています。

ニンジンで少しは馬力が戻って来たのだろうかと思いながら、神に祈る気持ちで三度めのテストに挑みました。

今まで風俗店で身につけた、素人ではなかなか困難な蹲踞の姿勢と、素股のテクニックを駆使して、彼が本当にニンジンで回復しているのかどうか、女性上位で女の全知全能を傾けて挑戦してみました。しかし、汗だくになって約二時間試みてみましたが、すべては徒労に終わりました。確かに経験豊富な彼女には、彼の精力が若干回復しているように思われました。どうやら和食中心のディナーが効力を発したようです。

しかし、百戦錬磨の彼女にしてみれば、彼の馬力は物足りないの一言です。一戦を交えた後、彼女は天井を仰ぎながら考え込んでしまいました。

もう少し和食中心の食生活を続けさせて、馬並みにニンジンを食べさせると、あるいは彼のスタミナが回復するかもしれない。そう思う反面、こんな金のかかる男と一緒に生活して、はたして幸せになれるかどうかという疑問も浮かんできました。毎晩毎晩、すっぽんやうなぎを食卓に並べるようでは、とても家計がもちません。

その日は、結論を出さずに彼を部屋に泊めましたが、翌日、出勤する彼を送り出すときに、とても彼のスタミナを回復させるには、ふたりの稼ぎでは不可能だと結論を出し、諦めの表情を浮かべながら別れのキスをして、遠ざかる彼の後姿にごめんなさい、と手を合わせました。

②外国人が好きな寿司の効用

最近は、日本料理の中でも、外国人の間では握りずしの人気がうなぎ登りに上昇していると言われています。その理由は、大変にヘルシーで、かつ栄養価が高いというところにあるようです。確かに、欧米などのように、肉料理を食べることが多い食習慣の人々にとっては、寿司はヘルシーに見えるのかもしれません。

しかし、寿司のネタを細かく研究してみますと、食材としてのエネルギー源としては、必ずしもダイエット向きのヘルシーな料理と決めつけるわけにはいかないのです。

まず、寿司ネタとしてよく使われる、魚介類の熱量を調べてみることにいたしましょう。いずれも、100グラム当たりのカロリーであることを考えて、見ていただきたいと思います。

○クロマグロ（赤身）　125キロカロリー
○クロマグロ（トロ）　344キロカロリー

○ホタテ（貝柱）	88キロカロリー
○赤貝	74キロカロリー
○いくら	272キロカロリー
○うに	120キロカロリー
○車エビ	97キロカロリー
○甘エビ	87キロカロリー
○真鯛	142キロカロリー
○ヒラメ	113キロカロリー
○はまち	203キロカロリー
○あなご（蒸し）	194キロカロリー
○かずのこ	89キロカロリー
○ヤリイカ	85キロカロリー
○スルメイカ	83キロカロリー
○マダコ	76キロカロリー
○玉子	128キロカロリー

以上が、よく口にするネタだと思われます。

このほか、季節によって、さらに寿司ネタは豊富になります。例えば、さんま（335キロカロリー）、サバ（247キロカロリー）、ミル貝（82キロカロリー）、とりがい（86キロカロリー）、ほっき（73キロカロリー）、しゃこ（98キロカロリー）、ズワイガニ（63キロカロリー）、キングサーモン（200キロカロリー）などです。

こうしたネタを握った酢飯に載せるわけですが、お米そのものは100グラム168キロカロリーあります。

●寿司一人前では、1000キロカロリー以上の熱量になる

それでは、我々が実際に口にする寿司一貫のカロリーは、どれくらいあるものなのでしょうか。例を挙げてみますと、マグロ一貫で約45キロカロリーです。大体の目安として、握りでは酢飯が約20グラム使われており、ネタも20グラム、それにわさびが少量ついています。一貫で結構な熱量になります。

このほか、サーモン一貫45キロカロリー、中トロ一貫60キロカロリー、大トロ一貫80キロカロリー、はまち一貫60キロカロリー、あなご一貫50キロカロリー、タコ一貫40キロカ

ロリー、イカ一貫40キロカロリー、ホタテ一貫40キロカロリー、うに一貫90キロカロリー、いくら一貫70キロカロリー、玉子一貫65キロカロリーくらいになります。

この握り一貫のカロリーを見てもわかるとおり、例えば、回転ずしで一人前を食べたとすると、少なくとも十種類で二十貫程度は食べると思いますから、総カロリーはかなりの量になると予測されます。十五〜六種類を食べれば、三十貫にもなり、1000キロカロリーを超す場合もあります。つまり、決してヘルシーな料理とは言えないかもしれません。

それに、ネタを見てもわかるとおり、確かに動脈硬化を予防するEPAやDHAという不飽和脂肪酸が含まれています。その反面、コレステロールが含まれているものもたくさんあります。中でも、イカやいくら、うになどに、コレステロールの含有量が多いことはすでに説明したとおりです。

もちろん、食べ方によって差が生じることは確かですが、決して寿司はダイエット食品とは言えそうにないのです。それよりも、むしろ男女のスタミナを維持するために、大変好ましい料理ということが言えると思います。つまり、肉食にも劣らないほどのカロリーを摂取することができます。

この栄養価に富んだ、しかも精力を増強するために大変役立つ握りずしを、おおいに食べて、いつまでも若々しい男としての精力を保とうではありませんか。

③和食の栄養バランスは世界一

体の正常な生理状態を保つためには、バランスの取れた栄養食品を摂取しなければなりません。炭水化物・脂肪・タンパク質の三大栄養素はもちろんのこと、ミネラルやビタミン類などを、満遍なく摂取する必要があります。しかもこれらの栄養素を毎日摂取することが、食事の基本中の基本なのです。

和食の場合には、実に食材が豊富に使われていて、今述べたような体に大切な栄養素は、知らず知らずのうちに食べていて、体内に取り込まれているものです。普段我々が、朝昼晩の三食で口にする食べ物を頭に思い浮かべて、どれほどの栄養素を和食から摂っているか考えて見ることにいたしましょう。

まず朝食ですが、白いご飯と味噌汁、これはほとんどの家庭で口にする基本的なメニューではないかと思います。それに、納豆・ほうれん草のお浸し・目玉焼き・きゅうり、なす、白菜、大根などの季節の漬物が添えられると思います。

この朝食だけを見てもわかるとおり、ご飯から炭水化物が十分に摂取されます。味噌汁や納豆は大豆製品ですから、植物性のタンパク質を摂取することができます。それに、一日一回は口にした方がよいと勧めている卵がつき、お浸しと野菜類の漬物がビタミン類を補充してくれるでしょう。

昼食は、パンや麺類を食べることが多いでしょうか。例えば、天ぷらそばを食べたとしましょう。この日本人が好んで古くから食べているそばは、ビタミンB_1とルチンというポリフェノールの一種である物質が含まれている、いわば健康食品です。

古くは江戸時代、脚気が国民病と言われていた頃に、庶民の間でこのそばを食べることが、大変流行したと伝えられています。なぜなら、白米ばかりを食べていて、ビタミンB_1欠乏症に陥り、それが原因で脚気を患って命を失う人にとっては、そばに含まれるビタミンB_1は救世主のような役割を果たしたに違いないのです。

ルチンには、抗酸化作用があり、毛細血管や動脈を始めとする血管を強くするはたらきがあり、その結果、高血圧症の予防に役立つことがわかっています。また、このそばの付け合わせに出てくる天ぷらのエビや季節の野菜からは、ミネラルやビタミン類を摂取することができます。

そして夕食ですが、お惣菜として焼き魚・酢の物・野菜の旨煮、それに冷ややっこや湯豆腐などの豆腐料理がつくことが多いかもしれません。この夕食でも、タンパク質やミネラルやビタミン類を過不足なく摂取できると思います。

このように、我々の一般家庭で口にする和食は、実にバランスの取れた食事と言えるのではないかと思います。

●懐石料理は栄養たっぷりの男のための強精食

ここでもうひとつ、懐石料理風の日本料理を考えてみましょう。宴会などがあると、日本料理の場合には、コース料理でテーブルを色々な料理が飾ることはよくご存じのとおりですが、その盛り付けの器といい、食材の色鮮やかな組み合わせといい、また味のバランスといい、そのコース料理は外国の人でも感嘆の声を上げるほど、完成された料理ではないかと思います。

懐石料理では、まず季節の野菜や魚介類を用いたつきだしが出てきます。次には、季節の魚介類の刺身が膳を飾ることになります。季節によって、色々な食材が使われますが、真鯛・マグロ・サーモン・はまち・甘エビなどが見事な盛り付けで、見た目にも食欲をそそります。刺身が終わると、一汁三菜の料理が並ぶことが多いでしょうか。味噌汁か吸い物に煮物、それに焼き魚などが並べられます。その後にもう一品、根菜などの炊き合わせが出てきます。

こうした料理の間に、お酒を猪口で飲むことが多いかもしれません。こうして喉を潤した後は、揚げ物料理がでてきます。天ぷらには、料理の料金にもよりますが、かなり高価な食材が使われることもあります。エビ・キスなどの魚介類に、野菜ではナス・かぼちゃ・さつまいも・椎茸などのキノコ類が並びます。

そして和食のメインディッシュとしては、例えば伊勢海老の具足煮などが並ぶと、懐石料理の華やかさは頂点に達します。あるいは季節によっては、タラバガニのステーキなどが添えられるかもしれません。想像しただけでも、口の中が唾液でいっぱいになるほどの魅力的な料理ばかりです。

この後には、タケノコやキノコ類の炊き込みご飯が日本料理の締めの定番です。それに汁と漬物がつき、最後は口直しの黒蜜たっぷりの葛切りが出て、渋い日本茶で料理は終わりになります。

どうでしょうか。この豪華な日本料理を見て満腹感を味わえるだけではなく、その栄養価の高さに驚くのではないでしょうか。とにかく、今や日本料理はフランス料理、中華料理と並んで、世界中の人が非常に好ましく思う料理に肩を並べるところまで、技術も味も磨かれてきていると思います。

ぜひこの日本料理の素晴らしさを摂り入れて、長寿と健康のために利用したいものです。もちろん、日本料理の食材はすでに説明しているとおり、男性の性欲や精力を維持するホルモンの材料となり、またその精力を一生涯維持するために役立つことは言うまでもありません。

近頃は、とくに若い人々がジャンクフードや洋風の料理を好む傾向がありますが、日本男子の性的な底力を維持するために、日本食が非常に貴重な存在であることを見直して欲しいと思います。

④味噌汁は男の隠れた絶倫食だ

(1)しじみ

江戸時代から、肝臓の病にしじみは大変良いとされ、庶民の間で珍重されてきました。一説では、しじみに含まれるオルニチンやコハク酸という成分が、二日酔いや肝臓疾患の回復に良いとされてきましたが、医学的には即効性があるという証拠はまだ見つかっていません。
しかし、しじみの成分を詳しく調べてみると、100グラム当たり64キロカロリーで、タンパク質が7・5ミリグラム、脂質が14ミリグラム、鉄が8・3マイクログラム、カルシウムが240ミリグラム含まれるほか、ビタミンB_2、B_{12}が豊富です。土用しじみと言われるように、夏が旬でもっとも栄養価が高く、体のためには非常に役立つ食品のひとつとされています。タンパク質の量はごく普通なのですが、よく調べてみるとアミノ酸が非常に豊富でアミノ酸のバランスを示すアミノ酸スコアは100で、その質は肉や魚に匹敵するほどです。また、貧血を防ぐビタミンB_{12}が豊富に含まれており、血液の成分を正常に保つためにも有用です。

こうしてみると、江戸時代の人が信じてやまなかったしじみは、現代でも立派に健康食品として役に立つと思われます。

昔から人の体には、五臓六腑が存在すると言われてきました。五臓とは、心臓、肺、肝臓、腎臓、それに脾臓の五つの臓器のことを言います。六腑とは、胆のう・胃・小腸・大腸・膀胱・三焦（昔の人は臓器ではないが、体には気の通り道があると考えていた、今で言うリンパ）です。この中では、心臓・肝臓・腎臓はとくに重要な臓器とされ、それは

「肝腎要」という言葉の使い方をみてもわかると思います。肝腎のじんには心の字を当てることもあります。また、「肝胆相照らす」という言葉もありますが、これは肝臓と胆のうとはきわめて近い関係にあり、転じて誠の心を通じ合うという意味に使われます。それくらい、肝臓は体にとって大切な臓器なのですが、男性の健康を考えて見ますと、精力を旺盛に保つためには肝臓をしっかりとはたらかせることが大切なことがわかっています。

肝臓が弱ると、女性ホルモンのエストロゲンの分解が低下して、その結果、男性の体にも女性ホルモンがあふれるようになり、体に女性化現象が起こってきます。色が白い、体毛が薄い、体に脂肪がついてふっくらとする、それと同時に睾丸のはたらきが低下して精力が減退し始めます。したがって、精力を保つためには肝臓の健康法が欠かせません。

この肝臓を守るために、しじみの味噌汁は非常に役立ちます。とくに夏の暑い時期に精力が減退したと感じたときには、しじみの味噌汁を積極的に飲むべきです。

(2) 舞茸

キノコ類の味噌汁は男性の精気を鼓舞するうえで、大変に役立ちます。こういう指摘をすると、そう言えばキノコはどこか男性シンボルに似ているわね、という好奇心に満ちた女性の声が聞こえてきそうです。確かにそのとおりです。カサの大きな椎茸、さらに、いかにも山のペニスではないかと見間違えるほどの松茸を見ていると、いかにも男性シンボルそのもので、これを食すると精力が増強しそうな気がしてきます。

男にとっては、まさに共食いになるかもしれませんが、キノコ類をおおいに食べて精気を養い、夜の生活に衰えを感じることなく、せっせと励むようにしてもらいたいものです。最近、キノコの中の舞茸に、素晴らしい成分が発見されました。それは、マイタケプロテアーゼというタンパク質分解酵素です。この酵素には、血糖値の上昇を抑えるはたらきがあり、糖尿病に良い食品だとされています。

このほか、舞茸には実は、男性性器を奮い立たせるような成分が含まれているのです。亜鉛・ビタミンD・ナイアシンが含まれています。また、食物繊維も豊富で、その中に含まれるMD-フラクションは免疫力を高めるはたらきをします。

亜鉛という言葉を聞くと、みなさんはすぐに頭に思い浮かぶことがあると思います。亜鉛は男性性器の精子と精液を作るためには、無くてはならない成分なのです。また、ビタミンDが多いということは、健康にも非常に良いと言えます。舞茸の味噌汁を毎日飲んで、とくにシニア世代の人は、いつも生気を豊かになみなみと睾丸や前立腺に蓄えていくことを心がけるようにしたいものです。

(3)海藻

わかめ、青のり、ふのりなどは、よく味噌汁の具として使われます。このわかめを始めとする海藻には、非常にミネラルが多いのが特徴です。とくにカルシウムがどの海藻にも多く含まれています。したがって、男性も女性もこの海藻の味噌汁を長く飲み続けると、骨が丈夫になってしっかりと体力がついた体になると考えられます。

男女の性行為にはまず、足腰がしっかりしていなければなりません。骨盤・大腿・膝などの骨が脆弱ではすぐ疲れてしまい、夜の生活を満足に送ることはできません。そうした弊害を阻止するためにも、海藻類の味噌汁が有効です。

また、豆腐などと一緒にみそ汁の具として大活躍しているわかめには、アルギン酸という食物繊維が含まれています。この成分は、コレステロールのうちのＬＤＬ（低比重リポプロテイン、別名悪玉コレステロールと呼ぶ）を減少させる効果があって、その結果として動脈硬化を防いでくれます。

動脈硬化は、男のペニスにとっては大敵です。海綿体の血液の流れが順調にいかなくなると、勃起がスムーズに起きなくなってきます。そうしたことを考えるうえでも、わかめの味噌汁は強い男の味方となってくれるに違いありません。

青のりの味噌汁も、よく寿司屋などで出てきます。大変口当たりがよく、生ものを食べたあとには一服の清涼剤になるほど、美味です。この青のりにも、非常にカルシウムが豊富に含まれています。わかめ同様、男の強い味方になってくれることは間違いありません。

ふのりは、産地以外ではなかなか手に入らないかもしれません。私のふるさと、知床では流氷が去ったあとに、岩に芽を出してくるふのりを採取して、味噌汁に入れます。これがまた大変な美味で、何回でもおかわりをしたくなるような一品なのです。

ともかく、海藻の味噌汁は夫婦和合の助けになる庶民の料理ですから、老いも若きもおおいに飲んで精力を増強して欲しいものです。

(4)カジカ

魚のアラの味噌汁には特徴があり、子供の頃から慣れ親しんできたおふくろの味として、終生忘れられない食べ物のひとつだと思います。魚のアラの中で、万人が美味と感じるのは、真鯛のお頭ではないかと思います。鯛にはくせがなく、潮汁、あるいは味噌汁にすると大変口当たりがよくて、多くの人に好まれます。

しかし、私のように北国で育った者としては、今でも忘れることのできない魚の味噌汁があります。それは、カジカという魚を具材にした味噌汁です。カジカの味噌汁は、別名「鍋こわし」と呼ばれています。これは、あまりに味噌汁が美味しくて、鍋の底までつついて食べてしまうので、鍋そのものが痛むほどだという比喩的な表現で、そう呼ばれているのです。

料理には、カジカ一匹を余すところなく使います。魚のどの部分もよく味噌となじんで、魚のアラの味噌汁としては、絶品と言ってよいと思います。

(5)鱈の白子

冬の時期になると北国で獲れる魚の精巣は、酢の物や味噌汁、あるいは鍋物などの高級食材として、よく使われています。中でも、鱈の白子はあまりくせがなく、その味はこってりとした感じで、上品で多少の甘みもあり、とくに味噌汁の具としては最高級の食材と言えると思います。北海道ではこの白子はタチとも呼ばれていて、新鮮なものは生食されたり、寿司ネタに使われることもあります。

白子は、プロタミンやヌクレオプロテインなどのタンパク質を含み、冬の間のタンパク源としては貴重な食材として昔から珍重されてきました。

なにしろ魚の精巣ですから、男性の睾丸に役立つ栄養素であることは間違いありません。寒い時期になったら、いまではスーパーやデパ地下などでも入手することができますから、少々お値段は張りますが、時々酢の物や味噌汁として食することは精力維持のために役立つと思われます。

(6)ハタハタ

ハタハタは秋田県の県魚とされているほどの特産品ですが、北海道あたりでもよく汁物として食卓に並ぶことが少なくありません。

秋田名物のしょっつる鍋は、このハタハタを塩漬けにして発酵したものからとった魚醤を使って味付けした鍋で、全国的によく知られているほどの人気料理でもあります。ハタハタのメスの卵巣は、シーズンになると非常に大きく育ち、そのコリコリネバネバとした食感は我々のように北国で育ったものにとっては、忘れられない食感の一つです。

私は学生時代札幌に下宿していましたが、毎日のように出てくるこのハタハタの卵巣に舌鼓を打ったものです。魚卵ですから、当然のことながらコレステロールを含んでいます。やはりこれは男にとっては、強壮効果をもつ味噌汁の一つと言えるでしょう。

(7)根菜

大根・ニンジン・かぶ・ごぼうなどは、口に入る前に少し手を加えなければなりませんが、男の体の基礎的な持続力を維持するためには、大変役立つ食材だと思います。食物繊維が多く胃腸のはたらきを活発にし、便秘などを予防し、かつビタミン類が豊富に含まれていますから、体のひとつひとつの細胞が生き生きとして、生命を維持するための基礎的な栄養素になることは間違いありません。

この根菜の中では、ごぼうが男性の精力アップに非常に大きな力を発揮してくれます。ごぼうには、アミノ酸の一種であるアルギニンやアスパラギン酸が含まれていて、これが精液の生成に大変力を発揮するのです。精液の80%はこのアルギニンで占めていると言われるくらいです。ごぼうの精力増強効果は、古くは戦国時代の武将で天下を制した豊臣秀吉がこよなく愛した根菜の一品で、これが男女の精力を保つといってわざわざ故郷の尾張から取り寄せたほどだと伝えられています。

男性諸君は、秀吉のようにたくましい心と体をもち、女性を歓ばせるためにこのごぼうをおおいに食したいものです。

この根菜のほか、味噌汁の具としては、じゃがいもやさつまいもなどのいも類もよく使われます。とくに北海道のじゃがいもは、ほくほくとして歯触りがよく、意外なほど味噌汁に合う食材なのです。冬の時期はとかく北国では野菜が不足しがちですから、このいも類が味噌汁の具として大活躍します。イモ類は言うまでもなく、炭水化物を体に摂り入れるためには無くてはならない食材の一つです。

パワーをアップするために、根菜とともにいも類も味噌汁に入れるように心がけましょう。

⑤紅鮭は男の命を磨く特効薬

北方領土の択捉島からアラスカなど北半球に生息している紅鮭は、その成分を調べてみると、とにかく栄養の宝庫です。まず、ビタミンやミネラルが多いことに驚かされます。ビタミンB_1・B_2・B_6・B_{12}・ナイアシン・パントテン酸・C・E、ミネラルでは、カルシウム・リン・マグネシウム・カリウムなどの微量物質が多く含まれており、とにかく魚の中でもその栄養価の高いことには定評があります。

北海道の湖や沼に生息しているヒメマスも、この紅鮭の仲間です。

さて、この紅鮭で注目すべきことは、あの魚肉の赤身にあります。あの赤い色はアスタキサンチンという色素に由来することがわかっています。この色素は緑黄色野菜に含まれるβカロテンや、トマトの赤みの基となっているリコピンと同じカロテノイドの一種です。このアスタキサンチンには、非常に強い抗酸化作用が存在し、一口に言うと体が錆びないように、つまり老化が進まないように守るはたらきがあります。

では、なぜ紅鮭の身が赤いのか、その原因を調べてみましょう。それは海の中の生物の食物連鎖にあります。オキアミ、エビ、カニなどのあの赤みは、アスタキサンチンの色素によるものです。これらの甲殻類などを食べる、鮭や真鯛はその色素で染まって赤くなっているのです。鮭の場合は、アスタキサンチンの影響が身の部分に現れ、真鯛などでは表皮の部分に表れています。したがって、我々の食卓や、あるいは弁当に入っている鮭をよく食べる習慣がある人は、この色素の恩恵を受けて若さを保ち老化を防ぐことができるのです。

このほか、紅鮭にはビタミンAのレチノールが含まれています。これは目や皮膚の粘膜の若さを保つために重要なはたらきをしています。とにかく、紅鮭は栄養の面から考えると良いことばかりなのです。我々はこの魚を積極的に食べるようにしたいものです。

紅鮭と同じサケ目サケ科に属する、マスノスケやトキシラズ、それに北海道や東北地方で獲れるいわゆる銀鮭にも、このアスタキサンチンが多く含まれています。

いずれにしても、鮭に抗酸化作用があるということは、男性機能の老化を防ぐためにも役立つことは間違いないのです。何度も述べてきたように、男性シンボルの勃起を維持するためには、動脈から瞬時にして、血液がペニスの海綿体に流れ込むことが大切なのです。そのためには、動脈の弾力性を保ち、若々しい状態を維持することが必要なのです。そうしたアスタキサンチンの作用機序を考えると、鮭はまさに男性機能を保つ特効薬と言えそうです。

三度の食事のうち、一度はこのアスタキサンチンを有している魚や甲殻類を口にしたいものです。

⑥鮭は名刀ペニスの錆び止めだ　～料理の技が冴える日本料理

この鮭は、数多い食材の中でも、もっとも我々日本人の口に合う、かつ食卓に一番上ることが多いものではないかと思われます。一体、どんな調理法があるのか調べてみることにいたしましょう。

(1)氷頭《ひず》

鮭の頭部の軟骨の部分をそう呼んでいます。その由来は、氷のように透明にみえるところからきています。この部分を薄く切って、酢の物にして食べます。日本酒との相性抜群です。

(2)スモークサーモン

魚の燻製のなかでは一番高級で人気があります。

(3)めふん

鮭の中骨に沿って存在する腎臓で、一見血のかたまりのようにみえる部分。これを塩辛にします。通の人にとっては、やみつきになる一品だと言われています。

(4)鮭の飯寿司

麹ともち米、ニンジンや大根などの野菜と一緒に鮭を発酵させます。鮭料理の中でも絶品といってよい旨みがあります。

(5)ハサミ漬け

輪切りにした大根に、さらに切り込みを入れ、その間に鮭の切り身をはさみ、大根の漬物と同じように漬け込みます。とくに北海道では、お正月前後の食卓によく並ぶ漬け物で、鮭の旨みが新鮮な大根の味を引き立て、漬け物としては第一級品だと思います。北海道では鮭のほかに身欠きにしんなども、このハサミ漬けによく使われます。

(6)ちゃんちゃん焼き

鉄板の上に半身に切った鮭を置き、その上に野菜をふんだんに乗せ、一緒に焼き、焼きあがったらよく混ぜて味噌だれをかけて食べます。人数が多くなると、鮭を丸ごと一尾使うこともありますから、これ以上の贅沢な料理はないかもしれません。バーベキューとしては、まさに最高の料理で、しかも簡単にできることから、北国では人が集まるとよくこの料理が活躍します。

(7)鮭のマリネ

スモークサーモンと、玉ねぎやニンジンなどの野菜を酢漬けにした料理です。

そのほか、家庭で手軽にできる料理としては、驚くほど多くの調理方法が工夫されています。グラタン・フライ・ムニエル・スパゲッティ・炊き込みご飯・南蛮漬け・お茶漬け・チャーハン・ピラフ・ホイル焼きなどなど、こうして一度は口にしたことのある料理を書き出してみると、改めて鮭という魚が我々の食生活に、いかに多用されているかがわかります。

私には、鮭といえば忘れられない思い出が数多くあります。私の実家は、北海道の知床半島で、老舗の旅館を営んでいました。私の母は調理師の免許を取得して、70歳の半ばを過ぎる頃まで調理場に立っていました。もう亡くなって十七回忌を過ぎようとしていますが、母が亡くなった後私物を整理していると、ひと行李分のレシピが出てきました。中には、雑誌などから切り抜いたものもあり、母の手書きのものあり、おそらく長年の間に行李一つ分になるくらいにまで増えたのだと思います。

冬になると、その母を父が手伝って、ふたりで夜遅くまで保存食を作る姿を見て育ちました。

今でも忘れられないのは、大きな樽に鮭を麹で漬け込んで作る飯寿司でした。樽一杯にするには、夜中までかかることも珍しくありませんでしたが、冬の味覚としては、この飯寿司をしのぐものはないと思ったものでした。

旅館ではお正月になると、毎日のように宴会の客が集まってきましたが、その客の間ではこの鮭の飯寿司の人気は大変なものでした。今では関東地方でも冬になるとこの飯寿司が食べられるようになりました。

本書の原稿を書いている間にも、私が飯寿司が好きなことを知っている看護師のひとりが、早速スーパーから買ってきてくれました。その味は、母の作ったものには及びませんが、一口食べるごとに流氷が流れてくる根室海峡の光景や、両親と過ごした旅館での生活を彷彿とさせます。

鮭は私にとっては、どの魚よりも思い出が深いのです。ぜひみなさんにも北国のこの素晴らしい味を口にしていただき、さらにアスタキサンチンの素晴らしい効果をしっかりと体で受け止めて欲しいものだと思います。

このように、鮭がいかに我々の身近なところにある食品であるかを説明しますと、それでは毎日鮭ばかり食べても大丈夫かと、よく質問されます。おそらく、鮭に使われている塩分などが心配でそう思う人がいるのかもしれません。ちなみに、私は毎朝欠かさずに紅鮭の切り身を焼いて食べています。これは卵とともに二十年近く続いている、私の朝食の必需品でもあります。ただし、紅鮭はきわめて薄味です。お醤油が欲しくなるくらいの薄味の鮭を食べるのです。北国育ちの私にとっては、全く抵抗のないおかずの一品ですが、その習慣の中には鮭の皮のコラーゲンや、身に含まれるアスタキサンチンの素晴らしい成分のことが潜在意識にはたらいているかもしれません。それが私の健康の素だと信じています。

とにかく紅鮭にこだわらず、鮭やますをおおいに食卓に並べることは健康のため、美容のために必ず役立つと思います。

◆ドクター志賀のワンポイントレッスン3

『最強の名刀の見分け方』

男性の性器は、普段から手入れをしなければ錆びついてしまいます。せっかく世界一の素晴らしい強度の性器を持っているはずなのに、磨かざれば錆びつき使い物にならなくなってしまいます。

欧米人と日本人の男子のペニスは、おもしろい例えで比較されることがあります。欧米人のペニスはスポンジの上をうすい羊かんが覆っていると言います。それに対して、日本人男子は羊かんの上をうすいスポンジが覆っているというのです。つまり、日本男子のペニスには羊かんのような芯があり、非常に硬いというのが特徴だといわれています。

しかし、大きさに関しては欧米人やアフリカ人には敵いません。世界最長のペニスは約30センチに及ぶという記録もあるくらいです。まず、日本男子の標準的な大きさを調べてみることにいたしましょう。

勃起時、日本男子のペニスの全長は、約12センチが標準です。もちろん個人差はありますが、これくらいの長さはあるものです。次に太さですが、亀頭の部分にぐるりとメジャーを当てると、約10・5センチあります。そこで、ペニス全体の体積はどれくらいあるかということを計算してみますと、それは半径を割り出してπrの二乗×長さで計算できます。

亀頭部分の直径は、3・5センチくらいですから、半径（r）は1・8センチくらいです。この数字を基に体積を計算してみますと、π×1・8×1・8×12＝122になります。日本男子の場合には、体積はだいたいこれくらいか、多くても140くらいだとされています。

また、それくらいの体積がなければ、とても現代のようにたくましさを増している女性に太刀打ちできません。

さて、この男性性器を普段からどのように強化したら、錆びつかずに長持ちさせることができるでしょうか。昔は、お風呂場の浴槽湯船の淵にペニスを載せ、それを棒で叩くという荒療治があったと伝えられています。誠に短絡的な思考回路の持ち主が、行ったに違いないのですが、棒を棒で叩くというその発想は思わず吹き出してしまいます。

もちろん、ペニスには白膜という強靭な膜が海綿体を包んでいますが、それ以外は筋肉はなく、棒で叩いたり、ストレッチを加えたりしても、ペニスが肥大したり丈夫にすることはできません。そんな行為を続けたら、白膜に内出血が起こり、陰茎折衝という骨折に似た症状が起きて、大事故になってしまいます。

それでは、もう少しお手柔らかにと、障子めがけて勃起したペニスで突撃するという強化法も行われてきたと伝えられています。これも無謀な方法で、下手をするとケガをする恐れがあり、おすすめはできません。

●金冷法はある政治家を歓喜させた

そこで、現代でも根強い人気があるのは、金冷法という睾丸の強化法です。これは、その名のとおり金を冷やすという発想から生まれたものですが、理屈そのものは大変理に適っています。なぜなら、睾丸は他の体の体温よりも約3度温度が低いのです。したがって、睾丸の健康法としては蒸し風呂に入ったような状態にすることは好ましくなく、熱を発散させて外気を通りやすくしている方が、睾丸活性化としては理想的な方法と考えられます。

したがって、できればシニアの声を聞いたら、ブリーフなどのぴったりとした下着でペニスを締めつけるのではなく、トランクスのように空気の通りのよい下着を身につける方が健康には良いのです。むしろ下着を穿かないノーパンが、男性の健康法としては理想的かもしれません。

もっとも、女性と違って男性は生地の厚いズボンを穿きますから、下着なしではズボンの洗濯が大変です。昔ながらのふんどし一枚が、男の正しい下着のつけかただと言えそうです。

さて、金冷法ですが、お風呂に入ったときに、まず下半身にシャワーで冷水をかけます。ただし、断っておきますが、この訓練を始めるにあたっては必ず血圧を測定してください。血圧が高い場合には、冷たいシャワーを長時間かけると脳卒中などを起こす危険があります。くれぐれも気をつけて取り掛かって欲しいと思います。

十分に冷たいシャワーをかけたところで、次は熱いお湯に入ります。そこでしばらく体を温め、また冷たいシャワーをかけます。これを毎日、入浴の度に3～4回繰り返します。それによって睾丸のはたらきを活発にして、精子の発育を促し、かつペニスを鍛えようというのです。

あるとき、ある政治家の人が「近頃、朝立ちが全くない」と嘆いて相談にきました。まだ70歳代でしたから、一週間に2～3回は男性特有の朝立ちと言われる、いわゆる勃起現象があるのは当然なのですが、精神的なストレスに参っているらしく、とても下半身の世話をしている状況ではないということでした。

「先生も、同じような年齢だから男のこの寂しい気持ちはわかるでしょう。」

そう訴える彼に同情して、色々な方法を試みました。しかし、どのような治療をしても彼のペニスはぴくともしませんでした。相変わらず、朝立ちは起こりそうもありませんでした。そこで、医者の私の方も音を上げて最後の手段として、この金冷法を勧めてみました。

彼は私の話に熱心に耳を傾け、早速金冷法を始めました。さすが学があるだけに、私の説明を鵜のみにするだけでなく、シャワーをかけて効果があるなら、もっと強い刺激を加えた方が効果的と考えたらしいのです。

家に帰ると、バケツに水を張り、その中に氷をたっぷりと入れて、手を入れて痛みを感じるくらいの氷水に睾丸とペニスを長時間漬け込んだというのです。

それから半年ほどして、彼はふたたび診察室に姿を現しました。そして、

「先生、金冷法はたいしたもんだ。確かに、朝立ちは復活しました。ただ、ちょっと調子が悪いので診てもらえませんか」

と言って、診察室のカーテンの向こうで、彼は下着を脱ぎ、私に下半身を見せました。

私は、その彼の下半身に目をやったとたん、絶句しました。なんと彼は金冷法をあまりにも熱心にやりすぎたようです。彼の睾丸を包んでいる陰嚢は、一部赤くなっており、しもやけがたくさんできていました。そんなに熱心な金冷法を行うくらいなら、もう少し医療制度の改善のために、政治活動を熱心に取り組んでくれたらよいものを、と私は口の中でぶつぶつ小言を言いながら、彼のしもやけを治すために、それから数カ月もの期間、治療を強いられました。

今思い出してみても、実に情けない睾丸との闘いでした。

第四章

若々しい男のパワーは肉で磨け

~牛肉の亜鉛とエラスターゼ、羊肉のカルニチンは男の若さの秘伝薬

①恐怖の歩数計

ある会社の重役の地位にあるAさんは、とても69歳とは思えないくらいのバイタリティーがある男性でした。丸の内の商社の仕事が終わると、毎日欠かさずに、銀座の行きつけのクラブで一杯やってから帰宅する生活を、もう10年も続けてきています。

家に帰るのは、毎日午前0時を過ぎてからでした。よくぞまぁ、そんな生活が続くものだと一番呆れているのは、夫の帰りを待てずに早々と布団に入って、夫の帰宅に気づかずに寝ている奥さんの方でした。

しかし、この彼の行動には他人には言えない事情がありました。実は、銀座に馴染みのホステスがいて、店がはねると必ず二人で食事をして別れます。そのうち彼女のマンションに出張宿泊することも、月に1度、2度と増えてきて、60歳を過ぎた頃からは出張がやたらに多くなってきていました。

その異変に、奥さんが気づかぬわけがありません。しかし、いくら追及しても夫の方は白状などするわけがありません。ただ、夜の接待が多忙を極めている、と弁明され続けるだけです。

そこで奥さんが考えた夫の浮気撃退法は、夫の腰に歩数計をつけることでした。夫の言い訳の中には、丸の内から皇居の辺りまで一日一万歩を目指してジョギングをして体を鍛えている、という弁明が入っています。

それならば、その証拠を出させるのが一番の薬だと、奥さんは考えたのです。もし、歩きもせずにクラブや彼女の部屋で時間をつぶしているのなら、歩数計が動くわけがありません。これで、夫の浮気は相当荒療治で治すことができるかもしれない、と奥さんは手を打って喜んだものでした。

●歩数計のために、夜の苦痛が忍び寄る

この妻の作戦には、さすがの夜の帝王もほとほと音を上げました。丸の内からタクシーで銀座へ行き、銀座のクラブでいつもの女性を侍らせて酒を飲む、こんなことでは歩数計はぴくともしません。

それならば、常連客のために一肌脱ごうと、数人のホステスたちが代わる代わる歩数計をつけて、店内を歩き続けました。なかには、トイレや更衣室に入って、速足で足踏みをして歩数計の数字を稼ごう、という女の子も出てくる始末です。

しかし、クラブの店内をいくら歩いても、とても一万歩には届きません。店がはねて、彼女のマンションに寄ったときには、彼女の飼い犬の胴に歩数計を巻きつけて、家の中を走らせてみます。しかし、歩数計はびくともしませんでした。

これでは、会社の仕事が終わったあと、ジョギングなどしていないことはすぐにバレてしまいます。頭を抱えている重役の姿に、見るに見かねて部屋に入ったときから帰るまでの間、彼女が歩数計をつけて絶えず足踏みをして歩数を稼ぎます。ベッドに入ったときも同様です。とても正常位などで、ゆっくり夜を楽しんでいる場合ではありません。男女の体位を入れ替えて、もっぱら彼女が主導権を握り、歩数計を動かし続けます。そのうち疲れ果てて、彼が部屋を出る頃には、見送ることも忘れて爆睡してしまう有様でした。

●急に訪れたある不幸の物語

悪事は長続きしないものです。歩数計が毎晩二千だ、三千だという歩数でとまっていることから、奥さんは夫の浮気を確信し、次はどんな手段でお灸を据えようかと作戦を練っていました。

一方、夫の方は青天の霹靂とも言えるような事件に巻き込まれてしまいました。神様は彼に思わぬ試練を与えたのです。

「あぁ、俺はこの若さでどうしてこんなことになったのか」

彼は自分の命の次に大切な、男としてのシンボルが急に使い物にならなくなったことに、恐怖を感じました。相当の重症です。まったく恋人との夜の生活ができなくなってしまったのです。いわゆるＥＤの発症です。毎晩浴びるように飲んできた酒のせいなのか、それとも女性に精力を使い果たしてきたせいなのか、何が原因かわからないのですが、とにかく男として使い物にならないのです。

それからというもの、仕事も手につかないくらい彼の悩みは募るばかりです。そんな彼は、若い頃北海道に長期出張していたときに地元の人が教えてくれた、男の強精方法を思い出しました。

—そうだ、地元の人は羊の肉が意外なほど男の精力を強くすると言っていたなぁ。

そう思うと、彼はジンギスカン料理を食べてみようと思い立ったのです。そして、都内のジンギスカン料理を食べさせてくれる店に、日参するようになりました。彼の脳裏には、両国の国技館の土俵の様子が浮かんできました。調べてみると、羊の肉にはあのモンゴル出身の力士たちの筋肉のたくましさを支える成分が入っていて、それが日本人を圧倒して次々と横綱になる原動力になっているらしい、という情報も入手しました。

—よし、俺はあの草原の帝王のような馬力を、もう一度復活しなければならない。

彼が口にしたのは、このジンギスカンだけではありません。精力に効きそうだという、ありとあらゆる食品を片っ端から食べてみました。

こうした食生活を数カ月も続けると、確かに少し効果がありました。彼女との夜の生活も、以前ほどではないにしろ多少復活しました。けれど、それくらいの精力ではとても愛する女性をそばに引き留めておくことはできそうもない、と彼の悩みは続きました。それでも、ジンギスカンの効果が彼を奮起させました。肉という肉は、なんでも口にして精力をつけることに専念しました。しかし、あまりにも肉食に偏ったためか、胃腸の調子がいまひとつすっきりしません。

●食の効果をさらにパワーアップするための、彼の決意

これ以上、回復させるにはどうしたらよいのだろうかと思いあぐねて、彼は新宿のその道の治療で有名な医師の診断を受けることにしました。彼としては、できれば瞬時にして

男が蘇るという歌い文句の、ＥＤ治療薬の錠剤を処方してもらおうと思ったのですが、これも神様が許してくれませんでした。

会社の検診だけは受けてきたつもりですが、血圧が高く、心臓にも不整脈があり、ＥＤの薬は出せないと処方を断られました。唯一彼の体を復活させる治療法としては、海綿体注射法しかありません。つまり、男性シンボルの陰茎海綿体に、直接数種類の血管拡張剤を打って、勃起現象を起こさせるのが、今の彼にとってはもっとも安全で確実な方法である、という説明を受けました。

こうなったらやむを得ません。彼は海綿体注射を受ける覚悟を決めました。

そして、治療の夜のことです。午後の6時頃、病院に付き合ってくれた恋人を待合室で待機させ、治療を受けました。治療といっても、注射器に入った液体をペニスの根本の部分に刺すだけです。

針を刺す一瞬、痛みを覚えましたが、後は何事もなくあっという間に治療は終わりました。それから一時間ほどして、彼の体に変化が現れました。男性シンボルは、まるで腹部に台湾バナナをくっつけたように、１６０度の角度をつけて、今にも腹部を太鼓のバチのように打ち始めるのではないか、と錯覚するほどの迫力で、棒状態に変身したのです。

これには、さすがの彼もたまげました。そして、急いで彼女のマンションへ向かって車を走らせました。そして、歩数計も下着も脱ぎ捨てると、二人は久しぶりの夜のアバンチュールを楽しみました。そして20分後には、彼は満足しきった顔で完全に二人の夜の物語に終止符を打ちました。

ただ困ったことが起こりました。すべてが終わった後もペニスが一向に小さくなる気配がないのです。

彼の場合は注射を打って一時間後からすでに三時間経っても、台湾バナナの状態が続いているのです。これではズボンを穿くこともできません。なぜなら、こんな状態で妻の待つ家の玄関を開けた途端に、妻は驚いて救急車を呼ぶかもしれません。そんなことになったら、下半身に注射を打ってまで男の欲望を満たそうという、彼の魂胆がすべて露見してしまいます。

どうしたものか、彼は考えに考えた末に、ひとつの結論に達しました。とてもこの状態では家には帰れない、完全に下半身が正常な状態に戻るまで、緊急の長期出張をするしかない、そこで彼は日頃の重役としての決断力を発揮して、恋人に告げました。

「熱海だ、熱海へ行こう。そして台湾バナナが小さくなるまで付き合え」

と、叫ぶように言って、タクシーを呼びました。

②肉は男の精力をあやつる手品師だ

生ガキのところで、男性性器にとって、ミネラルの亜鉛が非常に大切なはたらきをしていることを説明しました。精子の発育を促し、前立腺の精液を豊かに作り出すということから、セックスミネラルと呼ばれているわけです。この亜鉛が実は肉類にもしっかりと含まれているのです。

そのことから考えてみても、肉が男性の性器を守り、精力を高めることに非常に力強いはたらきをしていることが予想されるのです。ちなみに、2017年の女子栄養大学の食品成分表のデータを参考にしてみますと、我々が普段口にしている肉類の多くに、亜鉛が含まれていることがわかります。

例えば、100グラム当たりの含有量で比較してみますと、牛肩肉5・7ミリグラム、牛肩ロース5・6ミリグラム、牛もも肉4・5ミリグラム、牛レバー3・8ミリグラム、次は豚肉ですが、豚肩ロース3・2ミリグラム、豚レバー6・9ミリグラム、次は鶏肉の場合は、鶏もも皮なし（焼）2・6ミリグラム、鶏レバー3・3ミリグラムです。もうひとつ、羊の肉も調べてみますと、マトンロース3・9ミリグラム、ラム肩肉5・0ミリグラムでした。

こうしてその含有量を比較してみると、海の幸では生ガキ、肉類では牛肉と豚レバーが非常に多いことがわかります。このデータを見てもわかるとおり、肉を食べるということは、牛肉に限らず男性の精力をパワーアップするためには、やはりいかに肉食が大切かということがわかります。

そして、この肉の食べ方によっては、精力をいつまでも維持することができそうです。つまり、肉は男の精力をあやつる手品師とも言える食材なのです。

この亜鉛は、生殖器にだけ有効に作用するわけではありません。体の中には、約200種類以上の酵素がはたらいています。体の中では、色々な代謝が行われていますが、そのためには、ペプシンやアミラーゼなどの消化酵素ひとつとってもわかるとおり、酵素がなければ生きていくことはできません。実は、この酵素の作られるもとになっているものが、亜鉛なのです。したがって、亜鉛が不足するということは、生命活動そのものに大きな影響が出てきます。

そうした人類の生理現象を見てもわかるとおり、亜鉛の摂取が欠かせないことがわかるはずです。とにかく、男は精力を保つために肉を食べなければいけません。肉の種類は問いません。確かに牛肉には突出して亜鉛が多く含まれているのですが、毎日毎日食卓に並べるには経済的に大きな負担がかかるかもしれません。鶏肉や豚肉なども組み合わせて、自分が精力をあやつる手品師になったつもりで、精力をアップする食事術を身につけたいものです。

③肉の酵素は、ペニスの動脈の弾力性を若々しくしてくれる

肉の中には、男性のペニスの勃起力をいつまでも保つために大変役立つエラスターゼという酵素が含まれています。この酵素は豚肉や羊肉を始めとして、ほとんどの肉に含まれているのですが、中でも牛肉に非常に多いことがわかっています。

元々は、筋肉や腱に含まれているエラスチンという弾性繊維のはたらきを調整するために、体内に存在する酵素なのですが、血管に関してはこのエラスターゼがはたらいて、血管が硬化することを防ぐという作用もしているのです。

したがって、エラスターゼが十分にはたらいている血管は弾力性を失わず、動脈硬化症という老化現象から逃れられることになります。

血管は年を取ってくると、どうしてもこの動脈硬化を逃れることは難しくなってきます。その原因として考えられるのは、コレステロールや活性酸素の弊害から、老いてくるとなかなか逃れることが難しくなってくるからだと、考えられています。

コレステロールには、俗に善いコレステロールと悪いコレステロールが存在するということは、よく知られているとおりです。善いコレステロールとは、HDL（高比重リポプロテイン）のことを言います。このコレステロールには、全身の血管壁に蓄積したコレステロールを取り除き、そのコレステロールを肝臓に運んで分解するはたらきをします。つまり、体の老化を抑えるために、大変役に立つはたらきをしているので、善いコレステロールと言われているのです。

悪いコレステロールは、LDL（低比重リポプロテイン）のことを指します。

このLDLは、肝臓で作られたコレステロールを血管に運び、血管を強化するはたらきをしています。血管は三層に別れており、内膜・中膜・外膜に区別されていますが、コレステロールはこのうちの中膜に蓄積してきます。つまり血管を強化するために、大切なはたらきをしているのは確かなのですが、あまり蓄積し過ぎると動脈が硬くなり、いわゆる動脈硬化を招くことになります。

その作用のために、悪いコレステロールと呼ばれているのです。

そのほか、体に摂り入れられた酸素のうちの2％程度が、活性酸素という物質に変化し、血管を傷つけて老化を早めることにもなります。

こうした血管の変化をその蓄積した物質などを取り除き、リフレッシュして血管の弾力性を保つはたらきをしているのが、エラスターゼなのです。

このエラスターゼは、とくに牛肉の赤身の部分に多いとされています。したがって、加齢現象が進んでくる年代になった人は、積極的に肉を食べて、このエラスターゼを補給することが必要になってくるのです。

④ペニスのパワーは肉のエラスターゼに頼れ

血管壁のコレステロールや、そのほかカルシウムや老廃物などの中膜に蓄積した物質を除去してくれるエラスターゼは、男性にとっても極めて有用で大切な物質であることがわかります。すでに述べたとおり、ペニスの硬度や弾力性は海綿体の中に流れ込む血液の量によって、大きく差が生じます。この海綿体に血液を送り込むのは、陰茎動脈ですがこの動脈が衰えを知らずに、いざ鎌倉というときに血液を送り込むためには、動脈硬化などを起こさずに若々しい血管である必要があります。

この血管を若々しく保つことが、エラスターゼのはたらきなのです。つまり、肉を食べると体内に摂り入れられたその成分のエラスターゼが、ペニスの血管の若さを保つために大きなはたらきをしてくれることがわかると思います。

よく精力旺盛で疲れを知らない性行為ができる男性は、肉が好きだと言われます。肉にはペニスの血管を若返らせるエラスターゼだけではなく、タンパク質や脂肪分も含まれていますから、肉が男の体のペニス以外の部分の血となり肉となることは、十分に理解できると思います。

つまり、肉を食べる男性は性的能力がパワーアップしているという説は、どうやら嘘ではなさそうです。女性との夜の生活では、男性に瞬発力と持続力が求められます。性行為が必要なときに、ただちに勃起現象が起きるようでなければ、男として役に立ちません。また、一旦性行為が始まったからには、その行為がある程度続かなければ、とてもパートナーを満足させることはできません。この男性の必要とするパワーをほかの動物に例えて考えてみることにいたしましょう。

ライオンのような肉食動物では、非常に瞬発力が高いことがわかります。獲物を捕らえるときには、全身の筋肉を奮い立たせて疾走します。しかし、そのスタミナはそう長くはもちません。獲物を捕らえる前にしばしば失速してしまうことも少なくないのです。これが肉食動物に共通した弱点でもあります。

それに対して、馬などの草食動物は、非常に持続力があります。エンジンがかかるまでには時間を要しますが、一旦走り出すと、とても肉食動物でも敵わないくらいのスタミナがあることが、草原で繰り返される生存競争を見ていても明らかなとおりです。

人間の男の場合も同じです。肉食ばかりの人は瞬発力があるかもしれませんが、スタミナという点では肉食のほかに野菜や穀物を摂り入れて、持続力をつけることが望ましいのです。もっとも、歴史的にみて、穀物を主食として肉食が不足している日本男女の場合は、どちらかというと草食動物に近いかもしれません。

しかし、この百年ほどの間にずいぶん男の体力に変化が生じてきました。性行為の衝動的な瞬発力も増して、それに従来の持久力が加わりますから、まさに鬼に金棒の状態の夜の生活ができるようになったのではないかと思われます。

今後は、このいわゆる和洋食の食事療法を守って、世界一と称される日本男子のペニスの弾力性と硬度を保ちたいものです。

⑤肉食を摂り入れて、日本は世界一の長寿国になった

日本人は昔から穀物や野菜、あるいは魚介類だけを食べて肉をまったく食べなかったというわけではありません。江戸時代の初めの頃までは、動物の肉は食べていたのです。例えば、イノシシ・馬・鹿・ニワトリ・キジ・合鴨なども食べていたようです。

しかし、犬公方と呼ばれる五代将軍綱吉により、江戸時代に入って『生類憐みの令』が出されてからというもの、動物の肉を食べることは、表向きは厳しく戒めを受けるようになりました。

だからといって、まったく肉を食べないわけではなかったのです。そこは庶民の知恵で、動物の名前を植物に変えて、こっそりと口にするようになりました。イノシシは牡丹、馬はサクラ、鹿はもみじ、鶏はかしわ、などと呼び変えて食べていたようです。

幕府も見て見ぬふりをしていましたが、約二百年という長きにわたって、日本人は堂々と動物の肉を口にすることはできませんでした。それが明治維新以降、肉食文化が欧米諸国から持ち込まれるようになって以来、日本人の食生活に大きな変化が生じるようになりました。

それ以来、肉の消費量は加速度的に日本全国に広がり、右肩上がりに増え続けてきました。そして、このカーブと同じような線を描いて、日本人の平均寿命も延び続けてきているのです。つまり、欧米の食文化が日本人の平均寿命をここまで高めてきたことは、疑う余地もないのです。

そうした歴史的な背景を考察してみても、いかに肉を食べることが寿命に大きな影響を及ぼしているかが、よく理解できます。日本人の体格は、まだまだ欧米人には及びませんが、今後欧米人に負けないような体を作り、そして体力をつけるために、肉食は多いに役立つであろうことが推察されます。

もちろん肉食には、良い面と悪い面があります。日本人の寿命をここまで延ばしてきたという素晴らしい効果がある一方で、あまり肉食に頼ると、大腸がんを始めとする悪性腫瘍の発生率が高くなるのではないか、という不安もあります。今後、そうした肉食のリスクを抑え、肉に秘められたパワーと栄養素を摂り入れられるように工夫したいものです。

そのためには、肉と一緒に穀物、野菜、魚介類を一緒に食べる、和洋折衷料理をさらに工夫していく必要があると思われます。

ちなみに、牛肉の話をすると、よく赤身の肉（ヒレなどの部分）でなければ、栄養価が低いのではないかという疑問を持つ人も少なくないようですが、牛肉はどの部分も栄養価が高いことはまず間違いのないことです。サーロインステーキなど脂身の多い部分にも亜鉛やビタミン類は含まれているのです。ただ、その含有量などを比較してみると、ヒレなどの部分に亜鉛やエラスターゼが多いことがわかっているのです。どちらを食べても牛肉からは多くの栄養価が摂取できますが、シニア世代で動脈硬化が気になる年代の人は、エラスターゼの多く含まれる赤身の部分が適しているかもしれません。それに比べて、若い世代の人は、あまりこだわらずに牛肉そのものを多く味わうようにしたいものです。

⑥ラム肉を食べて、草原の王者ジンギスカンにあやかろう

ジンギスカンは、正式にはチンギス・ハーンと言い、12世紀のモンゴル帝国の初代皇帝として世界に名をとどろかせたことは、よく知られているとおりです。その皇帝の名を取って、羊の肉料理を我が国ではジンギスカンと呼んで親しんでいます。

とくに北海道では、札幌を始め大きな専門店が至る所にあり、マトンやラム肉を食べる習慣がすっかり根付いています。私も北海道に居た頃には、このジンギスカンの鉄板焼きで、よく宴会を開いたものです。

中でも、たれに漬け込んだラム肉は柔らかく、野菜と一緒に焼き肉にすると、いくらでも食べられます。その魅力は、牛肉などに比べると価格が安いということもあって、肉好きの人にとっては非常に人気があります。

ラム肉とは、生後一年以内の子羊の肉のことを言います。それ以上成長した羊の肉をマトンと呼んでいます。ラム肉の特徴は、なんといってもその肉に含有されている脂肪にあります。ラム肉には、ほかの動物の肉に比べて不飽和脂肪酸が非常に多く含まれています。この脂肪に関しては、魚介類の所でも述べましたが、コレステロールや中性脂肪を取り除くはたらきがあることがわかっています。

したがって、動脈硬化が始まるシニア世代の人が食べる肉として、誠に理想的なものと言えるかもしれません。

もうひとつの特徴は、カルニチンというアミノ酸が多く含まれていることです。この成分は、体内の脂肪を燃焼させるはたらきをします。したがって、脂肪が体につき始めた更年期以降の女性にも大変効果が期待できそうです。

このカルニチンは、ほかの動物の肉類にも含まれています。例えば、鶏レバー・牛肉・豚肉などに多いのですが、中でも羊の肉が突出して多いのです。このカルニチンは、日本人の一日の摂取量約75ミリグラムに対して、モンゴル人の摂取量は約8・5倍の約425ミリグラムです。

つまり、このカルニチン効果が、モンゴル相撲や草原を駆け巡ったチンギス・ハーンのパワーに結びついていることは、間違いないのです。

男は、この草原の王者のパワーにあやかりたいものです。そのためにも、もう少しジンギスカンの鉄板焼き料理を食卓に並べようではありませんか。

⑦肉は和食と一緒に食べると、効果が倍増する

世の男性の中には、男としての精力をつけるために、肉を一生懸命食べれば、それで良しという考えの人もいるようです。私のある知り合いの男性は、その巷の噂を信じて、朝昼晩とにかく肉料理を食べることに専念しました。

朝はステーキ、昼もステーキ、夜は焼き肉という具合に、三度三度肉を欠かしたことがないのです。もっとも、その肉に熱中する原因は、彼の新しい生活に裏事情があったようです。

60歳直前にして、若い20歳代の女性と同棲を始めたのです。それまで妻を三回も取り替

えていて、しばらく女性には縁がありませんでした。久しぶりに一緒に暮らしても良いというパートナーが見つかったので、彼は有頂天になったようです。同棲生活は還暦を目の前にした彼にとっては、まさに夢のような世界でした。

彼女は大変愛らしく、いつも彼の傍にぴったりとくっついていて、離れようとしないほどの惚れようで、昼も夜も体は少年のような若々しいエネルギーを蘇らせて、彼女を幸せにするために頑張ろうと思いました。

ただひとつ、彼女と生活をしていて、困ることがありました。それは、食生活の違いです。歳が40歳近く違うと、これほどまでに食の好みが違うものかと、ため息をつきたくなるほど、調味料一つにしても、年齢差というものを感じることが日増しに多くなってきました。

とにかく彼女は、こってりとした料理が好きで、中でも肉が無類の好物です。食卓に肉さえ並んでいれば、後は何もおかずはいらないというほどの肉好きで、それにはさすがに彼も辟易としてきました。しかし、まるで子犬のように四六時中まとわりついてくる彼女のことを思えば、その彼女の食の好みに合わせるしかありませんでした。

三度の食事は、やがて老境を迎えようとしている彼の体には、大きな負担になってきましたが、我慢するしかありません。朝もステーキ、昼もステーキという肉づくしの食事をゆっくり味わうこともせずに、とにかく胃袋の中に押し込むようにして食べ続けました。

その結果、二年後に彼は体調を崩し、病院への入退院を繰り返すようになりました。生活習慣病の発生はもとより、大腸や膵臓にがんの疑いが発生し、精密検査を繰り返すことになってしまったのです。

「若い女と年甲斐もなく、一緒に暮らすもんじゃない。とうとう寿命まで縮めることになってしまった」

彼は見舞いにやってくる友人たちに、ため息をついて嘆きの言葉をはくようになってしまいました。

それから数年後、彼は悪性腫瘍が原因で他界しました。もちろん、彼の命を奪ったのが肉食だとは言いませんが、彼女を愛するあまり、年甲斐もなく偏食に走ってしまったことが、大きな原因になっていることはどうやら疑う余地がないようです。

●肉料理と和食の刺身は相性が良い

我々が豪華なレストランでステーキのコースなどを食べるときを思い出してみてくださ

い。決して肉だけがどーんと出てくるわけではありません。

まず、つきだしが出てきて、少量の刺身料理が並び、それから肉料理が始まり、その後は野菜のサラダと汁物と麺やご飯が出てくると思います。実は、この一見肉料理とは合いそうもないのではないかと思われる刺身は、大変健康的にも男の精力を増強するためにも役に立つのです。

したがって、外食に限らず家庭で肉料理を食べるときには、海の幸の食材をほんの少しでもつきだしのようにして、まず口にすることが望ましいのです。刺身の中ではマグロ・はまち・鯛・イカ・エビ・タコなどをまず頭に思い浮かべて、肉料理の前に食べることをお勧めいたします。

そして、忘れてならないのは貝類です。貝類は刺身に限らず、少し手を加えて調理をして一品料理としてつきだしなどに使うと良いと思います。赤貝・はまぐり・さざえ・鮑・ホタテ・カキ・アオヤギ・鳥貝・ミル貝・つぶ貝・北寄貝・ムール貝、こうした貝類のうちから、季節のものを何品か選んで食べたいものです。

こうした海の幸には、すでに説明してきたとおり、不飽和脂肪酸のＥＰＡやＤＨＡというコレステロールや中性脂肪を抑える成分が入っているのです。

一方、どうしても肉類には脂肪分が多いために、中性脂肪を増加させ、それが原因で動脈硬化などが進むことになりかねないのです。その増加を少しでも抑制するはたらきのある食品を一緒に食べることは、理に適った食事の仕方だと思います。

男性諸君の中には、本当に貝類は健康と精力アップのために、役に立つのだろうかと首を傾げる人がいるかもしれませんので、ひとつ納得のできるエピソードをお話しておきます。

かつて私がよく出ていた大阪のテレビ番組で、有名な司会者の人と男の食事についてお話をしたことがあります。そのときに、司会者のほかに落語家やタレントの人も、テーブルを囲んで座談会形式で話し合ったのですが、司会者は私の説明に大きくうなずき、

「そうだよ、貝は体にいいんだ。朝から食べるべきなんだ」

と言って、真顔で力説したものです。

そして、最後のオチは誰が言ったか忘れましたが、

「貝を食べて、貝に挑戦!!」

という言葉でした。

テーブルを囲んでいるゲストの男性たちの顔に、一瞬納得した笑みがこぼれたことを懐

かしく思い出します。

これで、肉類の上手な食事法はお分かりいただけたと思います。それでは次に、もう少し男性諸君の精力をアップするために、簡単な食べ方がありますからご紹介しておきましょう。

⑧どんぶり飯は、即戦的な男のための絶倫食だ

男性が、仕事に追われてなかなかゆっくりと時間が取れず、恋人と一緒に少なくとも二時間近くかかる肉のコース料理を食べている余裕がないときなどは、精力を増強するために肉類を具としたどんぶりご飯をかきこんで、夜の愛の戦場に出掛けていくことをお勧めいたします。

我々は、意外なほど多くの種類のどんぶりものを口にしています。そうした中で、男の即戦力に役立つものを挙げてみましょう。

(1)かつ丼（どんぶりでは一番好まれるものの一つ）

この主役は豚肉です。豚肉にはビタミンB_1が豊富で、男の神経や筋肉を活発にするため

に大変大切な成分でもあります。いざ出陣というときには、この豚のビタミンを忘れてはいけません。それにどんぶりのネーミングがなかなか男にとっては好ましいものです。かつ丼は勝つどんぶりに通じます。英気を養うには、誠に素晴らしい料理だと思います。

それにどんぶりものは、お米という炭水化物がたっぷりと豚肉を支えるようにどんぶりに入っています。まさに男の精力をアップするには、これ以上はないというほどの絶倫料理なのです。

(2)牛丼（これももっとも若者からシニア世代まで好まれるどんぶりものです）
早い話が、すき焼きのネタがご飯の上に乗っかっているわけですから、味がよく染みて食欲をそそります。米のぶどう糖、牛肉のエラスターゼ、この男を元気にする成分が入った牛丼は、必ず夜の生活を支えてくれるはずです。

(3)親子丼（鶏肉は肉の中でも、もっとも消費量が伸びているほど、日本人に好まれる食材になってきました）
どこの家庭でも、毎日のように鶏の料理が食卓をにぎわしているのではないでしょうか。

脂肪分が少なく、良質なタンパク質を摂取できますから、少し食欲が落ちていて肉が胃に負担になるときは、この親子丼ならスタミナ源として活用できそうです。

以上の三つが、男の精力を維持する肉の入った代表的などんぶりご飯です。このほか、我々は肉以外のどんぶりも数多く口にしています。それらを見逃すことはできません。参考までに挙げておきます。

(4)天丼（具の主役を肉からエビに移した、このどんぶりも和食ではありますが大変カロリーが高く、夜のスタミナを保証してくれそうです）

(5)うな丼（言わずと知れた、日本人の大好物のうなぎを具にした、どんぶりの絶品の一つです。うなぎの肝吸いと共に食べれば、精力アップは間違いなしです）

(6)海鮮丼（季節の海の幸をふんだんに使った海鮮丼は、EPAやDHA、タウリンなど男の精力を守るための具材がいっぱいです）

(7)いくら丼（北海道の名物料理の一つです。私の故郷の知床では、いくらのことをつぼろと呼ぶこともあります。その俗称から想像がつくように、ひとつひとつが大きなつぶで口の中に入るとぱちんと音を立てて破れるほど、弾力性があります。これを白いご飯にざっとご飯が見えなくなるくらいに載せて、一気にかきこみます。このいくらを醤油漬けにしたつぼろは、私にとっても忘れることのできない故郷の味です）

(8)うに丼 （これもいくらと同様、新鮮なうにをどんぶりの上に並べて、わさびと醤油を少々つけて食べます。女性の旅行客が好む海鮮丼の一品だと言われます。私の子供の頃は、海岸の近くの水深の浅い岩の淵などで、よくうにが獲れたものです。まだ禁漁ではないころで、そのうち大きなうにをかごに入れて浜まで運び、焚き火をして殻ごと焼いて食べたものです。どんぶりにする前に、こうしてうにを食べたものですが、そのうにの磯の香のするほのかな甘みは、今でも私の舌がしっかりと記憶しているくらい絶品でした）

(9)しらす丼 （駿河湾や遠州灘で獲れるしらすを生のままか、または釜茹でにしてご飯の上に載せて食べます。湘南の鎌倉あたりでも獲れる時期には、名物料理になっています。あの小さな透き通るような体のしらすのパワーは、なかなかのものなのです。コレステロールの含有量が多く、イカやタラコに肩を並べるくらいなのです。男性の睾丸のパワーアップに役立つどんぶりものと言えるでしょう）

もうひとつ、丼ご飯で留意したい点があります。それは、とくにシニア世代になると、丼物はカロリーが多くて害があるのではないか、という心配がある人のための注意しなければならない問題です。

　確かに、丼ご飯は具材のほかに炭水化物の王様であるご飯がてんこ盛りに丼に入っていることが多いのですが、この場合には全部を食することなく、年相応にご飯の量を調節して食べてはいかがでしょうか。年を取ったら、丁寧に食材を調理してひとつひとつのカロリーを計算して食べることが理想なのですが、とても毎日その手間をかけることは難しいのではないかと思います。そうしたときに、具の部分に主菜だけではなく野菜や卵など、色々な栄養食品が加わったものをご飯と一緒に食べるという効果のほうが、この忙しい現代社会に生きる我々にとっては、ときに大変役立つことが少なくないのです。

　つまり、丼ご飯はその食べ方の工夫次第で、その貢献度が高まるという風に考えて、時々は口にしても決して体の害にはならない、日本人の勉強熱心から生まれた料理であることを信じて、おおいに愛したい料理だと思います。

◆ドクター志賀のワンポイントレッスン4

『男の精力は肝臓に支配されている』

肝臓は人体の中にある最大の大化学工場です。体の中のすべての代謝を司り、また老廃物の分解、さらには有害物質の解毒作用など、ありとあらゆる体の中で起こる化学的な変化を処理する、極めて重要な臓器なのです。

肝臓の大きさは、男性では1・5キロ、女性では1・3キロくらいありますが、体重に比べるとこのわずかな大きさで心臓や腎臓とともに生命活動を維持するために、無くてはならない臓器でもあります。

肝腎要という言葉の由来は、すでに説明したとおりですが、ともかく健康を維持し、かつ精力をいつまでも若々しく保つためには、この肝臓がいつも正常にはたらいていることが必要になります。

それでは、いかにして肝臓の機能が低下しないように注意すべきなのか、とくに気をつけなければならないことを列挙してみましょう。

●粗食は絶対に避けること

よくシニア世代になったら、食事を控えて粗食にした方が長生きのためには良いのではないか、ということが巷でささやかれることがあるようですが、それは正しい考えとは言えません。戦後の食糧難の中で復興のために食うものも食わずに仕事仕事とあくせく働き、やがて肝硬変で倒れていった人を、私はまだ医学生になる前から何人も診てきました。

酒と言えば芋焼酎や粗悪なアルコールで作ったものを飲み、ますます肝臓に負担がかかったのでしょう。親しかった人たちが、まだ60歳にも満たない年で床に臥して長患いをしていることを思うと、気の毒でならなくなります。

今述べたとおり、肝臓は栄養物を貯え、また製造して体のエネルギーを生み出している臓器でもありますから、その燃料として食料を補給しなければ化学工場はパンクしてしまいます。

三大栄養素の炭水化物・タンパク質・脂肪、それにミネラルやビタミン類をしっかりと毎日補給することが、肝臓のためには大切なことなのです。

●肝臓の最高の疲労回復法は、睡眠です

過労に陥ったときには、とにかく体を横にすることが、何よりも肝臓のためには大切なことなのです。例え、眠れなくても体を横にしているだけで、肝臓の疲れは驚くほど回復するものです。

肝臓は大化学工場ですから、非常に血液の流れが変化するところです。この流れを肝血流量といっています。腸などで吸収された栄養物は、門脈という血管を通って、肝臓に運びこまれます。その栄養素を基に、肝臓は体の組織が必要とするエネルギー源を生みだしているわけです。

この肝血流量は、寝ているときと体を起こしているときでは、大きく変化してきます。例えば、体が起きているときの肝血流量を1としますと、体を横たえているときの流れは2倍になります。また、運動したり激しい仕事をしているときには、血流は2分の1に減少してしまいます。

血流が滞るということは、化学工場の化学処理のための原料が順調に肝臓の細胞に運び込まれない、ということにつながります。そう考えると、「食べたあとは牛になれ」ということわざが伝えられているとおり、体を横にすることが消化吸収を助け、肝臓のはたら

きを順調にするために、いかに役立つかということがわかるかと思います。

●精力が落ちたときは、肝臓の異常を疑え

男性の精力が、男性ホルモンのテストステロンによって支配されていることは、すでに説明したとおりですが、肝臓のはたらきがもし病に冒されると、この男性の性的機能が著しく低下することがあります。

例えば、慢性肝炎を患っていることに気がつかず、治療を怠っていて、肝硬変などに冒されてしまうと、今まで感じたことのない性的障害で、ようやく肝臓の異常に気がつくことも少なくないのです。

それは、男性の中にも微量に存在する女性ホルモンのエストロゲンの血中濃度によって、変化が起きていると考えられています。

健康な肝臓では、このエストロゲンは一定以上に増えると分解されて、正常なレベルを保つように調整されているものなのですが、肝臓が病に冒されると、このエストロゲンの分解がうまく行われなくなり、男性の体の中に女性ホルモンが増えてくることになります。その結果、男性の体に女性化という現象が見られるようなことになってくるのです。

例えば、すでに少し触れておきましたとおり、体に脂肪がつき、色白になってくる、あるいは性毛と言われる体毛が薄くなってきてしまう、さらにはふっくらと腹部の間に脂肪がついて、体が丸くなってくる、こうした状態になってくると、睾丸のはたらきも影響を受けて、性欲も精力も低下してくることが多いのです。

その結果、不能症（インポテンツ）という現象に見舞われることが多くなってきます。もし、50歳代や60歳代の若さで、急にこの不能症に見舞われたときには、一度肝臓のはたらきをチェックした方が良いと思われます。

●肝臓を守るために、男は雑食主義を守れ

この忙しい管理社会の中で、働き蜂のように働いていると、ついつい栄養のことなど忘れがちになるものです。男性諸君は、三度の食事を一度振り返ってみた方が良いと思います。

朝食・昼食・夕食をバランス良く摂取しているでしょうか。ついつい仕事に追われて、朝食抜き、昼食抜きなどということはやっていませんか？　また、夜は接待や仲間との会食などのために、食事よりは酒を飲む機会の方が多くなって、気がついてみたらろくなものを口にしていない、ということはないでしょうか?

これでは肝臓が長持ちしません。とにかく働き蜂の男は、雑食主義を貫くべきです。好き嫌いも言わずに、なんでも食べる、和食良し、肉食良し、洋食良し、積極的に色々な素材を使った料理、つまりバラエティーに富んだ食材を口に運ぶようにする、実はそれが肝臓の健康の元でもあり、精力をいつまでも維持するこつでもあるのです。

●レバーを食べて、レバーを労わる

鶏などの動物のレバーには、栄養がたっぷりと含まれています。中でも、鶏のレバーは調理しやすく、子供や女性にもあまり抵抗なく口にすることができると思われます。この鶏のレバーには、特にビタミンA、B_2、それに鉄分が非常に多いのが特徴です。ビタミンAの中の代表格のレチノールは、目や皮膚の粘膜を保護するためにはたらいています。ビタミンB_2も皮膚を保護するために大きなはたらきをしています。

そのほか、鉄分が多いということは、貧血を防ぎ、体の神経や筋肉のはたらきを正常に保つために役立ちます。

ともかく、肝臓に効く食べ物というのは、これだ! というものは特定できないのですが、今述べたように雑食主義を貫き、野菜・果物・肉・魚・穀物などなんでも食べることが、肝臓の機能強化に役立つことを覚えておきましょう。

レバーを勧めるのは、「レバーを食べてレバーを労わる」といういかにも語呂合わせのような食事術ですが、この一見短絡的に見える発想も肝臓に役に立つと信じて、雑食の中の一品に加えておきたいものです。

第五章

本能の集団欲をかきたてる鍋奉行を目指せ

～アンコウ・真鱈・メヌケ・カキの鍋は、男の精子を奮い立たせる

①正常位にこだわった、ある男の一生

男性の中には、性行為は絶対に男性上位（いわゆる正常位）でなければいけないという人もいることは事実です。私の知り合いの会社社長は62歳でしたが、正常位崇拝者でした。

彼の年齢を考えると、この長寿社会では男盛りといってもいい歳だと思います。したがって、女性に対する好奇心は人一倍強い方でした。若い時の乱行が祟ったらしく、奥さんは早々と二人の子供を連れて家を出ていきました。それ以来彼は独身貴族です。

もっとも、結婚や離婚のストレスは彼にとって相当なダメージだったらしく、奥さんと別れて以降は、二度と結婚という言葉を口にしたことはありません。しかし、心も体もまだまだ枯れていませんから、性に対する欲望は彼の体にまとわりついています。

一緒に飲みに行っても、私などに比べると老いを感じさせるものはありませんでした。寂しさが募ると、時々は一時しのぎの恋を楽しんで、三大本能のひとつである性欲を満たしているようでした。

その彼が好奇心を募らせる女性は、例外なく豊満な女性ばかりでした。彼自身はほっそりとした体型で、男性としては筋骨隆々な体育系の体つきをしていないので、そんな豊満

な女性ばかりを相手にしていたら、腰や膝を痛めるのではと心配したものですが、彼は断固として「女性は豊満でなければならない」と主張するのです。

ある時、「なぜそんなに豊満な女性が好ましいのか」と尋ねてみたことがあります。

「まず、女は太ももが命である。太ももの細い女は魅力がない。上から眺めた時にその足が俺の胴を締め上げただけでグッとくる。それから、バストは問題外。へその辺りの肉付きがいかにも豊満で、へそから下半身に至る凹凸があればあるだけそれに越したことはない。したがって正常位に耐える女性は、腰から下の肉付きが勝負」

そう言う彼の主張を聞いて、私は脱帽しました。

普段白衣を着ている私は、高齢者の贅肉がたっぷり付いた下半身をしばしば見せつけられていますから、とても彼のように性的関心など覚えたこともありません。彼のような目で女性を観察する気持ちは、すっかり私の頭から消えてしまっています。

彼は、よく自分と付き合う女性のことを特攻隊と呼んでいました。つまり、彼のもとにやって来る女性は半端な気持ちでは、とても彼の欲望に耐えることはできないのです。まさに特攻隊のような悲壮な気持ちを持って、彼とベッドを共にするわけです。その特攻隊を彼はしっかりと受け止めて、慰め、労り、慈しみ、最後は共に喜びを分かち合うと言うのです。

実にふざけた話です。そんな豊満な女性ばかり相手にしていると今に罰が当たる、少しは自分の体力を考えたらどうかと、思ったものです。

●彼は人も驚く鍋の名奉行だった

それにしても、彼の年に似合わない旺盛な精力は、一体どこからきているのでしょうか。

それは、彼の友人たちの話から考えてみると、どうやら普段彼がよく食べている鍋料理に秘密があるようでした。

彼は北国の生まれというだけあって、魚の鍋料理がとにかく好きで、よく友人を誘って食事会を開いていました。彼がよく食べるのは、魚の寄せ鍋です。中でも、メヌケという大型の深海魚をメインとした鍋料理は彼の大好物で、一緒に鍋を囲んでいる友人たちが驚くほど、その食欲は旺盛だったと言います。

また、生ガキを料理に使うことが多かったとも聞きました。よく考えてみると、魚や生ガキに含まれるＥＰＡや亜鉛といった成分が、彼の性欲や精力の基になっているのかもしれません。

ある冬の日、

「先生、今日は俺がおごるからふぐを食べに行きましょう」

と言う彼に誘われて、ふぐ料理を食べに行きました。

そのときの彼のふぐの白子を口に運び、酒を飲んでいる姿をみると、「間違いなくこれが彼の精力の基になっている」と私は確信しました。62歳と言えば、還暦を過ぎたと言ってもまだまだ男としては若いほうです。色々な患者さんに聞いてみると、75歳くらいまでは老いを感じたことがない、という人が少なくないのです。

おそらく彼のように、この寿命がうなぎ登りに延びている現代社会においても、食生活にさえ注意していれば、男としてのパワーは75歳どころか80歳を過ぎても衰えることはないのではないか、と思われました。

間違いなく、彼の性的パワーは海の幸をあしらった鍋料理にあったのです。

●だが、彼は体位のこだわりに負けた

しかし、思わぬ落とし穴が彼を待っていました。性欲と精力が旺盛なゆえに、彼は恋に

溺れることになってしまったのです。そして、私が心配していた予想が的中する日がやって来ました。

彼は東南アジアから出稼ぎにやって来ている若い女性と知り合いました。まさに、彼の豊満主義にピッタリ当てはまる、素晴らしい女性だったようです。たちまち意気投合して、毎晩のようにふたりで楽しんでいたようです。

しかし、いつもは慎重な男で、決してコンドームを忘れたことはないと自分の忍耐力を豪語していた彼ですが、その女性に関してだけは、コンドームの装着を時々忘れるくらい感情が昂っていたようでした。ダメだダメだと思いながら、とうとう最後まで彼女と愛の交歓を完成させてしまいました。

その結果、彼女はめでたく妊娠し、子供を出産し、日本に永住することになりました。

しかし、その後、彼は突然脳卒中でこの世を去ってしまいました。

後日、友人たちが彼の所持品を整理しているときに発見した戸籍の中に、その女性と子供の名前が載っていたことを見つけ、やはり彼は豊満という二文字に耐えることができなかったのだろうと、しんみりとした気持ちで書類を眺めていたと言います。

このように、正常位で興奮の極《きわみ》に達するような光景を見た瞬間、平常心を失うこともありうるのかもしれません。彼のように、「俺は男だ、愛の交歓は正常位に限る」という信念をお持ちの男性諸君には、正常位にはこうした失敗をひき起こす可能性があるということを、ぜひ知っておいていただきたいものです。

確かに、日本男子は正常位という体位が例外なく好きなようです。おそらく、自分のもっとも大切なものを自分だけのものにできる歓びの瞬間と、男の征服欲を満足させる行為でもあるという二つの点から、性行為は断じて正常位でなければならないという考えが根強く浸透しているのかもしれません。

しかし、若いうちはどのような体位をとっても心配ないのですが、年齢を問わず過労に陥っているとき、それにシニア世代と呼ばれる60歳を過ぎた頃からの性行為では、もう少し体位については柔軟に考えた方が良いと思われます。

なぜなら、正常位では男性が自分の体重を支え運動するという、その運動量を考えると、かなりのエネルギーを必要とする場合も出てくるのです。まして、生活習慣病と呼ばれているいる高血圧や心疾患を抱えている場合には、いわゆる性交死という悲劇を生むこともありえるのです。

つまり、体位はそのときそのときの体調を考えて、パートナーと協力して行うべきだと思います。

②男も女も三大本能を忘れてはいけない

人間の本能については、すでに本書のまえがきで触れてありますが、ここではさらにそれぞれの本能について詳しく調べてみることにいたします。本能は三つあることは説明したとおりです。それは、食欲と性欲と集団欲です。この三大本能にしたがって、我々は生命を維持しているのです。これは人間に限ったことではありません。この地球上に生きているすべての生物が、この自然の摂理によって生かされているといっても過言ではありません。

食欲は当然のことながら、体の生命活動を維持するために、無くてはならない本能の中心をなすものです。地球上の生物はすべて、その必要な栄養素を外部から摂り入れ、生命活動を行っています。

次は性欲ですが、生物が子孫を残し、DNAの遺伝子を後世まで残すためには、この性欲が無くてはならない本能の一つであることは論を持たないと思います。つまり生物はすべて、次の世代にバトンタッチしていくために生殖活動を行っているわけです。

そして、三つめは集団欲という本能です。これは言葉だけではわかりにくい面があるかもしれませんが、生物はすべて群れをなして生きていると考えれば、理解できるのではないでしょうか。よく人はひとりでは生きていけないという言葉が使われますが、まさにそのとおりなのです。どのようにひとりで頑張ってみても、この地球上で自分ひとりだけで、生命活動を維持していくことは不可能なのです。

自然の摂理はもう少しわかりやすく、法則という言葉に置き換えることができます。我々はその自然界の法則にしたがうことによって、この地球上で生きていくことができるのです。

そのためには、ひとりではなく、同じ種の生物が身を寄せ合って生きていくということが、生命を後世に伝えていくためにも極めて大切なことなのです。

このどれを失っても、我々は生きていくことができません。とかく現代社会では、人の世話にならなくても、自分ひとりで生きてみせるという妙な信念をもって、頑なにひとりだけの世界をつくろうとする人が見受けられますが、それではとても長寿も楽しい人生も期待できません。

やはり、普段から孤立することなく、自分を取り巻く環境と融合して、和を重んじ、お互いに助け合い暮らしていくことが、どんなに時代が変わっても変えてはいけない人生の送り方の大原則だと思います。

男女の仲も同じようなことが言えます。昨今は、晩婚化が進み、少子化が進み、人類の将来に暗い影が見え隠れするような心配が出てきています。しかし、性欲を無視して男女がそれぞれ自分の性を忘れてこの世を生きていこうとすると、やはり不都合が生じてきます。

男女は自然から与えられた本能を大切に守り、生殖活動を行って子孫を残すように努力すべきなのです。この大原則を守るために、これからご説明する鍋料理は、集団欲を守るうえでも大変役に立つ調理方法だと思います。

③鍋料理の王者は赤いメヌケの入った寄せ鍋に限る

家族や友人など仲間が集まって、和気あいあいと鍋を囲む場合の鍋には色々な食材が入った、いわゆる寄せ鍋がもっとも手軽にできる料理でもあり、みんなに喜ばれるのではないかと思います。

寄せ鍋の材料は、地方によって多少差があるかもしれませんが、野菜・魚・肉・大豆製品の加工食品などがその中心になるでしょう。この場合、なんといってもその中心となるのは魚介類ではないかと思います。

北の寒い地方では、寄せ鍋と言えば赤い色をしたメヌケという魚が使われることが多いようです。それでは、寄せ鍋の材料を列挙してみることにいたしましょう。

野菜では、ニンジン・大根・キノコ類（椎茸、しめじ、舞茸、エリンギ）・白菜・長ネギ・ごぼうなど、また大豆製品では厚揚げ・とうふ・揚げ、練り物ではかまぼこ・はんぺん・ちくわなどが入ります。

貝や甲殻類では、エビ・はまぐり・殻付きのホタテなど、肉類では鶏肉・肉団子など、そして魚類では北国ではメヌケが使われることが少なくありません。

メヌケは、大きなものになると体長が約60センチ、目方は約3キロもある深海魚ですが、味は意外とさっぱりとしていて、寄せ鍋のほかの具材と非常に相性の良い魚です。この魚は陸に上がると水圧の変化で目が大きく飛び出してくるところから、メヌケという名前がついたとも言われていますが、この魚が寄せ鍋に加わると、とにかく豪華な料理になります。大きなものでは一尾一万円ほどもしますが、大勢の人で鍋を囲む場合には、ぜひ加えたい食材です。

とにかく寄せ鍋はこれらの材料を見てもわかるとおり、ミネラルやビタミン類がふんだんに含まれていて、知らず知らずのうちに体に大切な栄養をみんなで共有することができるという利点があります。カップルで集団欲だけではなく、食欲や性欲を高めるためにも、この寄せ鍋は大変理に適った料理と言えるでしょう。

④たらふく食べて、鱈の精力にあやかろう

鱈の三平汁は北海道の郷土料理の一つです。一尾の大きな真鱈の身からアラまでのほとんどを使った、塩味の鍋料理です。そのほかに野菜では、大根・ニンジン・じゃがいもなどを入れて、一緒に煮立てます。さっぱりした味で、大きなどんぶりで何杯でもおかわりできるほど味の良い鍋料理です。

鱈は脂肪分が少なく、高タンパクなのが特徴です。とくに頭の部分やアラの部分が口に入ると、とろけるような食感があり、魚特有の生臭さはほとんど感じないほど美味です。このアラの部分で一番おいしいのは、頭部の口からえらのあたりまでの柔らかなつるつるとした部分と、メスの場合は特大のたらこです。普通、我々がたらこや明太子として食べているのは、真鱈とは違いスケソウダラから取った卵巣が使われていますが、真鱈の場合

はそのものずばりを調理しても、素晴らしい味覚を堪能することができます。

真鱈の卵は今でも時々デパ地下などで見かけますが、この卵は白滝と一緒に煮つけにするとタラの細かな卵が白滝にまとわりついて、なんともいえない旨みが出てきます。家庭でも簡単に作れる料理の一つですから、ぜひ覚えて冬の味覚として活用して欲しいものです。

さて、三平汁という名の由来ですが、これには諸説あります。一番よく知られているのは、江戸時代に松前藩の殿様が狩りに出かけた際に、漁師の斉藤三平という人がごちそうしてくれた、真鱈をあしらった鍋料理があまりにもおいしくて、それ以来その漁師の名を取って伝えられていると言います。

この真鱈の栄養価ですが、タンパク質にビタミンやミネラルという具合に、非常に男女の体にとって有効な成分が含まれています。女性では美肌効果があり、男性では精力を高めるのに大変役だつ魚でもあるのです。

よく「たらふく食べる」という言い回しをすることがありますが、これも鱈の特性からきている言葉です。鱈腹と書いてお腹いっぱいに料理を食べることを意味しますが、この言葉の由来は鱈という魚は大食いで、非常に食欲旺盛であることからきているのです。もちろん当て字なのですが、鱈の大きなお腹を見ていると、精力旺盛な鱈の姿を彷彿とさせます。

いずれにしても、鱈にはもちろんＥＰＡやＤＨＡなどの不飽和脂肪酸も含まれていますから、男の体を若々しく保つために役立つことは確かです。

⑤アンコウの七つ道具が男の命を燃やす

アンコウと言えば、すぐにあん肝が頭に浮かんできます。酒の肴としては、おそらくトップクラスかもしれません。このあん肝は、コレステロールが非常に多く、男性の生殖器の若さをいつまでも維持するために、大変好ましい食材だと思われます。

このあん肝には、忘れられない思い出があります。

ある知人の男性が、結婚したあと子供ができなくて悩んでいたことがあります。夫婦ふたりで不妊外来で診てもらったようですが、どこにも異常は見当たらないということでした。知人も、体に異常はないのだから、そのうち子宝に恵まれるのではないかと、楽しみにしていました。

しかし、結婚して五年、30歳の声を聞いてもいまだに夫婦の間には、子供が生まれる気配はまったくありませんでした。私も相談を受けましたが、内科医の私では役に立つような情報を提供することもできませんでした。

ところが、あるとき、夫婦が茨木の友人宅に招かれて、泊まったときのことです。ふたりの悩みを知った友人は、彼に、「だまされたと思って、少しあん肝を続けて食べてみたらどうか」と言いました。どうしても子供が欲しい二人は、藁にも縋る思いで、その友人の話を実践してみることにしました。

それから半年の間、食卓に積極的にあん肝料理を並べるようにしたというのです。それから数カ月後、本当に信じられないようなことが起こりました。奥さんが妊娠したのです。それ以来、彼のあん肝信仰は今でも続いています。

こうしたエピソードを一つ取り上げて見ても、魚介類の中には、科学ではまだまだ解明できない素晴らしい力が潜んでいるような気がしてならないのです。

さて、アンコウというと、よく『アンコウの七つ道具』という言葉が使われます。アンコウの食べられる部分を七つの道具に例えて、そう呼んでいるのです。身・肝・皮・胃袋・エラ・ヒレ・ぬの（卵巣）と、これらの部分はアンコウの吊るし切りという技法で、魚を吊るした状態で次々とバラしていくことでもよく知られているとおりです。

アンコウと言えば、やはりアンコウ鍋が料理の主流になっていますが、その作り方はご当地の茨城県では味噌と一緒に汁に肝を溶いてコクを加え、そこにこの七つ道具と野菜をたっぷりと加えて煮ます。

この深海魚の皮の部分には、コラーゲンがたっぷりと含まれています。また、精力を増強するコレステロールも多量に含まれていることは、前項で説明したとおりです。肝の部分には、ビタミンA・B_2・Eが豊富に含まれています。ビタミンEは、女性の黄体ホルモンの形成にも深く関わっているほど、女性の性にも大きな影響力をもっています。また、美肌効果も高く、老いを防ぐ抗酸化作用もありますから、アンコウは男女ともに誠に好ましい食材だと思います。

夜の生活に元気を失っている男女は、この鍋料理を一緒に食べてみるのも有効な手段かもしれません。

⑥カキ鍋は精力増強の王様

生ガキが男性の精力をアップすることは、本書でも随所で紹介してきました。それは、カキに含まれる亜鉛やタウリン（別名アミノエチルスルホン酸）という物質が含まれており、体の健康、とくに男性の生殖器にとっては、強い味方になることは理解していただけたと思います。

つまり、精力を高める鍋料理としては、王様の位置に君臨する食材ではないかと思います。恋人同士で鍋をつくるも良し、またシニア世代の夫婦がふたりで味わうも良し、いずれもいつまでも色気を失わずに生きていくためには、理想的な鍋料理だと思います。

もう一つ、カキの土手鍋という料理があります。これは広島県の郷土料理です。土鍋の内側に味噌を厚く塗り、だし汁を入れて、長ネギ、ニンジン、豆腐、キノコ類などと一緒にカキを入れて加熱し、周りの味噌が溶けてきたら食べるという料理です。いかにも体が温まりそうで、見るからに体の芯から精力が湧き上がってきそうです。

冬のこたつに入りながら、このカキ鍋や土手鍋を囲んでいる光景を想像しただけで、思わず笑みがこぼれてくるほどです。冬の精力増強法として、ぜひ料理に加えたい一品です。

⑦多彩な鍋料理で男の精力を保て

このほか、我々が一度は食べたことのある鍋料理を列挙してみましょう。とにかく我が国は、鍋料理の王国といってもいいくらい、その料理の種類は数知れずあります。鍋に関しては、おそらく世界一だと思います。

それは、日本には世界にも類を見ない春夏秋冬という、季節がはっきりとしていることもあって、海の幸や山の幸の食材がふんだんに手に入るということにも要因があります。とにかく環境に恵まれていて、食欲を十分に満たせる国に住んでいる我々は、これからもこの栄養価に富んだ鍋料理を大いに活用したいものです。

地方の特色をよく表している料理は、枚挙に暇がありません。まずは、自分の住んでいる地方の食材を使った鍋料理を思い出しながら、読んでみてください。

(1)ふぐちり　(下関や九州の代表的な鍋料理)

フグは、低脂肪・低カロリー・高タンパク質が特徴で、とくに皮の部分にはコラーゲンが多く含まれます。ビタミン類が豊富で、またミネラルの亜鉛も含まれています。つまり、フグはいくら食べても太らない利点があります。また、白子にはビタミンB_{12}・B_1・D・Eのほかにコレステロールが多く含まれており、男女の精力を強化するのに最適な鍋料理です。鍋を囲みながら、フグの持つ毒のテトロドトキシンに談義の花を咲かせるなど、話題に事欠かないと思います。

(2)カニすき（ズワイガニを使った越前や日本海に面した地方の名物料理）

カニには、アスタキサンチンが含まれており、男女の老いを予防する効果があります。高価なカニを食べながら、ともに白髪が生えるまで性生活をがんばろうと座を盛り上げるのに、一役買いそうな鍋料理です。

(3)豚しゃぶ（豚肉を使った、しゃぶしゃぶ料理）

豚肉のB_1と亜鉛は足腰の筋肉を強くし、かつ睾丸のはたらきを活発にしてくれます。豚しゃぶの後に、ベッドインをするのは理想的な夜を保証してくれるに違いないのです。

(4)水炊き（鶏肉を主人公とした鍋料理）

鶏肉は、高タンパク質でビタミン類も豊富です。それに、飽和脂肪酸と不飽和脂肪酸がバランス良く含まれていて、肥満を抑えてくれます。また、腹八分目に抑えるためにも役立ちますから、ベッドインの夜食としては非常に好ましい鍋料理と言えます。愛の交歓は、腹八分目が大切であることを覚えておきましょう。

(5)鴨鍋（合鴨を用いたさっぱり味の鍋料理）

よく、「鴨がネギしょってくる」と言われますが、これほど相性が良くおいしい組み合わせはほかにありません。デートの食事に最高です。ネギは深谷ネギが有名ですが、その中に含まれているアリシンという成分は、血行を良くし、疲労回復を高め、ビタミンB_1と協力して体の神経を活性化させてくれます。疲れ知らずの愛の交歓を行うカップルには、最高の鍋料理です。

(6)しょっつる鍋（秋田の名物料理。ハタハタの魚醤をベースとしただしに、きりたんぽなどを入れた鍋料理）

この鍋には、きりたんぽが使われ、鍋料理にしては珍しく、しっかりと炭水化物を摂取することができます。つまり、基礎体力と性交渉のエネルギーを貯える冬の鍋としては、お勧めの一品です。体を芯から温めて、布団に潜り込むとすぐにでも子宝に恵まれそうです。

(7)ぶりしゃぶ（石川県などで寒ブリを使ったしゃぶしゃぶ料理）

寒ブリの旨さは天下一品です。また、栄養価が豊富で、とくにビタミンDが多く含まれています。したがって、カルシウムの吸収を助け骨を強化するために、ブリはおおいに役立ってくれます。また、EPAやDHAが多く、その酸化を防ぐビタミンEも含まれていて、このビタミンEは女性の生殖器にも欠かせない成分ですから、まさにブリは男女の健康に欠かせない魚ということになります。雪の降りしきる中で、愛を育むために体を芯から温めてくれる鍋料理でもあるのです。

(8)石狩鍋　(鮭を味噌仕立ての汁で煮込んだ、北海道の代表的な鍋料理)

鮭には、なんといってもアスタキサンチンが多いことが魅力です。この鍋は、毎日食べても体のためにも有益な効果ばかりです。男女の基本的な体力を維持し、体の錆を防ぐ目的で食べ続けていると、思わぬ子宝に恵まれそうです。

(9)キムチ鍋　(キムチでだしをとり、タラや豚肉、豆腐、野菜などを使ったとうがらしのよく効いた鍋料理)

キムチには、乳酸菌が豊富に含まれています。まず、この乳酸菌が消化器を始めとする体の生理を正常に保ってくれます。それと、キムチに使うトウガラシのカプサイシンという成分には、体の脂肪を燃焼してくれる効果があります。つまり、キムチを食べると体が熱くなるのは、このカプサイシンのおかげでもあるのです。愛の交歓をする前に、キムチを食べて体を思い切り熱くしておき、そして合体するとこれ以上の至福の時はないと思われます。また、キムチ鍋の具材は非常に栄養価が高く、性交渉の後の疲労もたちまち回復できそうです。

(10)牛しゃぶ　(牛肉を使ったシニア世代にもっとも人気のある鍋料理かもしれません)

牛肉の亜鉛とエラスターゼの素晴らしさは、すでに説明したとおりです。愛の夜を迎えるための一品としては最適です。

(11)すき焼き　（あの「上を向いて歩こう」という歌のタイトルがすき焼きという名前に変わり、アメリカに端を発し世界で有名になった日本の代表的な鍋料理）

玉ねぎが一品加わるだけでも、性交渉の能力は必ずアップします。

(12)ますのしゃぶしゃぶ　（これは北国へ行かなければ食べられないかもしれません。ますの半身をうすく切り、熱いだしの中でしゃぶしゃぶします。ますの新鮮な味が忘れられなくなります）

ますは、皮の部分のコラーゲンとアスタキサンチンが魅力です。旬のときに食べて、男女の基礎体力を作りましょう。

(13)湯豆腐　（京都の南禅寺を始めとして、お寺の参拝の後に食べる料理として、よく知られている鍋料理）

豆腐は、畑の肉と言われるほどで、この良質なタンパク質は毎日食べても飽きが来ず、セックスの応援歌を食卓で歌い続けてくれそうです。

(14)はりはり鍋　（水菜の季節にだしに豚肉などをあしらって作る鍋料理）

はりはりという名前の由来は、水菜のシャキシャキした歯触りにあると思います。昔はこの鍋にクジラ肉が使われたようですが、今では豚肉が主流です。水菜にはβカロテンが含まれていて栄養価が高く、豚肉のビタミンB_1と相まって、新婚さん向きの鍋と言えるくらい体力回復にもってこいです。

(15)ちゃんこ鍋　(力士の鍋料理として有名で、野菜、大豆製品、魚、肉など、あらゆる食材が使われる鍋料理)

力士の体格を見ていると、ちゃんこ鍋がいかに栄養のバランスに富んでいるかが、わかるはずです。少しやせ過ぎの男女が子作りに励むときには、ぜひこのちゃんこを見習って具材を豊富に入れた鍋を食べましょう。そして、愛妻には蹲踞《そんきょ》の姿勢を教えてください。幸せな性生活が待っています。

(16)しゃも鍋　(地鶏のしゃもを使った高級な鳥の鍋料理)

鶏肉は説明してきたとおり腹八分目にして、男女が一戦を交えるためには、きわめて有効な鍋料理です。いくら食べても太らない栄養価の高い鍋をおおいに食べましょう。

(17)どんこ鍋　(はぜの仲間のどんこという魚を使った鍋料理で、良くだしが出ます)

どんこには鉄分が多く、またカルシウムやビタミンAも豊富に含まれています。貧血を防ぎ、若さを保つために、このどんこ鍋は非常に役立ちそうです。男女とも性生活の前に、まず健康です。おおいに食したい鍋料理と覚えておきましょう。

(18)牡丹鍋　(イノシシの肉を使った鍋料理)

イノシシ肉は豚肉よりも脂肪分が少なく低カロリーです。ビタミンB類が豊富に含まれ、脂身の部分にはコラーゲンが多く含まれているのが特徴です。旅行先などで名物料理として食するときには、パートナーとの思い出作りのためにも一度は食してみたい健康的な鍋料理です。

(19)キジ鍋　(三重県などで飼育したキジ肉を素材とした鍋料理)

平安時代から親しまれてきたキジを用いた鍋料理です。脂肪分が非常に少ないのが特徴で、美容に役立つなど、ヨーロッパあたりでも評判になったと伝えられています。今ではなかなか口にすることができませんが、昔の人はどのようにして精力を保つか工夫をこらして鍋料理を作ってきたようです。

(20)サクラ鍋　(明治から続く、馬肉をすき焼きのようにして食べる東京の伝統的な鍋料理)

高タンパク質低脂肪が最大の特徴です。また男の精力を保つ亜鉛も非常に多く含まれています。そう聞いただけで、男の精力が一気に高まりそうです。また、馬肉には鉄分が多く、グリコーゲンが豊富で、貧血を防ぎ疲労回復を促すために役立ちます。あのたくましく疾走する馬のように夜を迎えるための料理としては、理に適っていると思われます。

これに、すでに挙げた鍋料理を加えると、驚くほど我々は鍋料理を味わっていることになります。とにかく鍋料理は、使われる食材を見てもわかるとおり、三大栄養素の炭水化物・脂肪・タンパク質を始めとして、ミネラル・ビタミン類をたっぷりと摂ることができますから、健康維持のため、さらには老いを防ぎいつまでも若々しく生きるためにも、大変役立つ料理の一つと言えるかと思います。

⑧鍋料理は男と女の縁結びの神様

近頃は、晩婚の時代とは言え、男女が合コンなどで結婚のチャンスを作ろうという機運は決して衰えていないと思います。つまり、自然の摂理にしたがって、人間という種の子孫を残そうという本能だけは、男女ともに潜在意識の中にあることが窺われ、合コンという言葉を聞くと、内心ほっとさせられるということも少なくありません。

老婆心ながら、適齢期を迎えた男女は、もし結婚の意志があるのであれば、ぜひ伴侶を見つけて早く家庭を築き、子孫を残す努力をして欲しいものだと思います。合コンなどでは、イタリア料理とか居酒屋風の料理がテーブルを飾ることが多いかもしれませんが、鍋料理は男女の仲を接近させるためにも、非常に有効な料理の一つだと思われます。

つまり、人と人とのコミュニケーションをとるために、大変好ましい料理でもあるのです。おなじ鍋を箸でつつきあうことは、心を通わせるきっかけになることは間違いありません。また、取り皿に料理を分け合うという心遣いの中に、男女の本能が目を覚ます可能性は十分にあるのです。

次に、鍋料理の利点としては、談笑しながら料理を口にすることができる点にあるかもしれません。笑いが絶えず、座が盛り上がると、食べた料理の消化吸収も想像以上にスムーズになります。

よく言われている「笑う門には福来る」という例えがあるように、人の和を保つためにも、また幸せを家に呼び寄せるためにも、大変役立ちそうです。

医学的には、笑いは体の免疫力を高めるはたらきがあり、血液中のリンパ球のＮＫ細胞（ナチュラルキラー細胞）には、がん細胞の発育を抑制し、殺傷する力があるとさえ言われているのです。家族や仲間が鍋料理を囲み、話に花が咲き、笑いながら料理を食べることは、長生きの元にもなるのです。

また、鍋料理には酒がよく似合います。酒は人生につきものの、憂さを晴らすのに最適の良き友と言えるかもしれません。鍋をつつき、仲間と乾杯を繰り返しているうちに、仕事の辛さや悩みごとは軽減されそうです。

お腹が満たされ、酒が入ると歌の一つも歌いたくなります。古くから沖縄などでは、ときどきご近所の人が集まって、三線《さんしん》の音に合わせて歌を歌い、踊りが始まると言われてきました。

そうした人と人とのコミュニケーションが、長い間沖縄の長寿社会を維持してきたのではないかとも考えられているのです。

とにかく人は、孤立して部屋に閉じこもっていて、非社交的な暮らしをしていたのでは、幸せをつかむことはできそうにありません。また、自然の摂理にしたがって、食欲・性欲・集団欲の三大本能を維持していくこともできなくなります。

そうした生活を続けていると、体の健康面はもとより、性的な能力においても陰りが見え始めてきます。一生一度の人生ではありませんか。青春という言葉が実感のできる年代のときに、恋をして素晴らしい配偶者を見つけ、そして充実した性生活を送って欲しいものです。

そのチャンスを得るためにも、鍋料理のような人がつどいやすい料理方法は、必ず役立つはずです。鍋料理では、人に頼るのではなく自ら進んで料理の具材の調達からはじまり、いわゆる鍋奉行になって先頭に立ってパーティーの主役を務めたいものです。

そうした心遣いにあふれた姿を見ていると、男からも女からも好感度抜群の点数をもらい、必ずや相性の良い異性と知り合う幸運が舞い込んでくるに違いないのです。

男は鍋奉行を目指せ、その一言を頭に叩き込んで集団欲を守ってください。

⑨男の精力は酒の肴の選び方で決まる

鍋料理などを親しい仲間と囲むと、ついつい酒がすすむものです。この酒の飲み方が、男性の精力を維持するために有効になるように努力しなければなりません。

酒のアルコールには、脳にはたらいて精神をリラックスさせ、憂さを晴らしてくれるという効用があります。また、血管を拡張して血液の流れをよくしますから、寒いときには体を温める効果も期待できます。では、この酒と上手に付き合うために、男としてどのようなことに注意したらよいでしょうか。

一つは、酒の量を控え目にするということです。かつては、酒は一日二合までというのが理想的な飲み方だと言われてきたものですが、最近の研究では肝臓のアルコール分解能力を考えて、一日一合が成人男性の適量だと言われるようになりました。

つまり、酒は一気飲みやがぶ飲みをするのではなく、ちびりちびりと飲むのが健康のためには良いということになります。

もう一つは、酒の肴ですが、これは「酒の肴はタンパク質」という医学的な格言で覚えておいたら良いと思います。アルコールは胃と腸の両方から吸収されますが、そのアルコールから消化管を守るために、タンパク質は大変役立ちます。

また、アルコールの吸収をゆるやかに行い、肝臓に負担をかけないということから、タンパク質系の酒の肴は理想的だと言えるかもしれません。

では、宴会の席などで料理の始めのおつまみとして、あるいは宴席半ばの追加の一品として、どんなものがふさわしいか挙げてみることにいたします。

(1)藁苞《わらづと》納豆

まず、一度は耳にしたことがあると思われる、有名な東北地方の民謡を紹介します。

『秋田名物　八森はたはた　男鹿で男鹿ブリコ　能代春慶　檜山納豆　大館曲げワッパ』

これは、秋田音頭という有名な民謡の一節です。この民謡にも歌われている桧山納豆は、別名わらづと納豆と呼ばれています。秋田県の能代にある桧山地方で古くから作られてきた納豆で、その旨さには定評があります。

納豆は、畑の肉と言われている大豆から作られていますから、酒の肴としては絶好の一品なのです。この大粒の納豆は粗塩とネギだけを使って調理します。不思議なくらい酒と相性が良いので試してみてください。

(2)カニかまぼこ

最近、上の方がピンクがかった色の、このカニかまぼこが人気を博しています。それは、かまぼこの部分は魚肉を材料として作られていますが、カニの肉によく似た上の部分は、トマトのリコピンという色素を使っていることが多いのです。このリコピンには抗酸化作用があり、体に良いことはよく知られているとおりです。

つまり、カニカマを食べることは、タンパク質とリコピンの両方を摂取することができるということになり、女性からも好感を持たれている一品のようです。

(3)昆布巻きかまぼこ

このカニカマに負けないくらいの味の良さを誇っているのが、昆布で魚肉を巻いた一品です。作り方は、まな板の上に昆布を敷き、魚肉を練ったものをおいていきます。そして、海苔巻きを作るように昆布ごと巻いて、蒸し上げます。すると、昆布がうず状に入ったかまぼこができあがります。今では、スーパーなどでも広く手に入るようになりましたが、これは昆布が名産として、全国的に知られている北海道の特選料理でもあります。昆布のグルタミン酸を始めとするアミノ酸の旨み、それに豊富なミネラルが魚肉のタンパク質と同時に摂取できるのが魅力です。

(4)なまことこのわた

なまこの酢の物はさっぱりとしていて、口当たりが良く、酒に良く合います。また、なまこの内臓のこのわたは珍味として有名です。

(5)ホヤ

三陸地方でとれるホヤは脊索動物で、最大の特徴は動物の中で唯一セルロースを体内で作ることができる点にあります。フランスなどでも食されており、その形から「海のパイナップル」とも称されています。主に酢の物として食べられています。酒の肴としては、このホヤもなかなか相性の良い一品に数えられています。

(6)厚焼き卵

どこの寿司屋でも必ずと言って良いほど卵の一品料理や握りがでてくるものです。酒飲みの栄養食品としては、この卵料理は大変好ましいものです。

(7)枝豆

これも大豆ですから、タンパク源としては最高です。とくにビールのつまみとして、この枝豆の右に出るものはないかもしれません。

(8)ソーセージ

ソーセージと言えば、ドイツなどで大きなビールのジョッキで乾杯しながら、ソーセージを食べている姿が思い浮かびます。タンパク源としては、挽き肉がたっぷりと入った腸詰ですから申し分ありません。ついつい酒の量がすすみがちですから、こうしたソーセージのような満腹感を覚えるものは、酒の量を控えるためにも役に立つと思います。

今挙げた、珍味と呼ばれる食材を中心に献立を考えると、宴席はさらに盛り上がると思います。また、こうした珍味の中には、男性のやる気を起こさせるものも少なくないので、酒のピッチをあまり早めないよう酒と付き合うようにしたいものです。

◆ドクター志賀のワンポイントレッスン5

『いい女といい男の見分け方』

さて、合コンなどで初対面の男女が集まったときに、どういうところに視点をおいたら、いわゆるいい女、いい男と言われているような相手と知り合うことができるでしょうか。私の長年の実体験から、秘伝とも言えるそのコツを伝授することにいたします。

●女は乳房と尻を重視せよ

例外なく乳房が発達した女性、それに尻にしっかりと筋肉が付いた女性は素晴らしい性的能力を兼ね備えていることが多いものです。医者の私が断言するのですから、決して嘘ではありません。まず、乳房ですがおすすめは釣鐘型と言われる、お椀を伏せたような肉付きの良いCカップ以上の乳房をしている人が、恋人にする条件の大切な一つです。このお椀型の乳房の女性は、卵巣からの女性ホルモンであるエストロゲンの分泌が盛んであることを示しています。

ここで、簡単に乳房の構造を説明しますと、乳房の大半は脂肪組織でできています。その中に乳腺が散りばめられ、その乳腺を吊り上げているクーパー靭帯（乳房提靭帯とも言います）が走っています。この脂肪組織は、エストロゲンの影響を受けて発育します。したがって、女性ホルモンの分泌の良し悪しはこの乳房の発育を見れば、おおよそ見当がつきます。女性の性的な能力を支えているのは、このエストロゲンというホルモンなのです。エストロゲンは、脳の視床下部にある性欲を司る性中枢にはたらき、女の本能を喚起します。それによって、女性は発情することになるのです。

蛇足になるかもしれませんが、我々医師は乳房を一目見ただけで、女性の性の遍歴を見抜いてしまいます。ベテランの医師になればなるほど、その眼は確かなものになります。どんなに嘘をついても、我々の目をごまかすことはできません。正直言ってその性体験がはっきりとわかると、独占欲の強い男としては多少引いてしまうかもしれません。したがって、医者は経験の浅い内に相手を見つけて結婚した方が良いかもしれません。

●乳房の発達は女の顔を見ればわかる

しかし、考えてみると合コンのときに乳房の大きさを触って確かめることなど、できるはずがありません。それには、とっておきの方法があります。それは、女性の顔の小鼻と唇をよく観察すると、乳房の状態がわかるのです。

この診断方法は素人でもそう難しくはないので、よく覚えておくと役に立つかもしれません。先ほど述べたように、女性ホルモンのエストロゲンには、脂肪合成を盛んにするはたらきがあることを思いだしてください。顔の中でも、鼻の小鼻の部分と唇は、骨はなくほとんどが脂肪組織と筋肉で形成されています。この両方とも大変脂肪の付きやすい部分でもあります。

小鼻がふっくらとして肉付きがよく大きい女性は、例外なく体のほかの部分にも脂肪組織が発達していることが多いものです。とくに小鼻の肉付きと乳房の肉付きには相関関係があるとみて間違いありません。

また、唇も非常に脂肪の付きやすい部分です。脂肪が唇に乗ってくると、唇のたてじわがくっきりと見えるようになってきます。つまり、小鼻や唇に肉付きが多いことは、乳房の大きいことの証明にもなるわけです。

ただし、ものには限度があるということを忘れないようにしましょう。あまりにも鼻に肉が付き過ぎていて、だらしなく左右に小鼻が広がって、しかも鼻の穴が大きい場合には、これは俗に団子っ鼻と言います。こういう小鼻は避けた方が良いかもしれません。性行為の最中に興奮すると、鼻の空気の出入りが音を立てるようになり、興ざめしかねないからです。小鼻が肉付きが良いけれども締まっていて、鼻の穴もほど良い大きさに収まっているのが理想的なのです。

唇も同様で、明太子を二つどさっと並べたような唇は、遠慮した方が良いかもしれません。好ましい唇は、受け口やおちょぼ口と言われる愛らしい唇で、華やいだ印象を与えるものが、素晴らしい夜の生活を約束してくれる唇なのです。

●お尻の肉付きは贅沢なほど肉が付いていることが大切

お尻には、様々な形があります。それは、筋肉の付き具合によって、変わってくるのですが、お尻のトップの部分が高いか低いかによって、分けられることが多いのです。俗に出っ尻と言われるのは、トップが高く、性的魅力も大きくなり、ドレスなどがよく似合います。

トップが低くなると、垂れ尻と言います。これは日本女性に多いタイプで、着物がよく似合います。もうひとつ、扁平尻といって、お尻が左右に広がったように見える場合があります。このお尻は安定感が抜群で、性行為の正常位などでは男性に想像以上の満足感を与えてくれるに違いありません。

いずれにしても、寝たきりの老人がナースのお尻を触りたがる傾向が強いのを見てわかるとおり、男はいくつになっても女性のお尻に関心があるようです。

これはお尻が女の性的象徴であることを男が本能的に知っているからです。お尻については、こんな穿った指摘をする学者もいます。動物の多くは発情期になると、お尻が色づき、その発情の状態を異性に知らせる傾向があります。しかし、人間の場合は常に衣服をまとっているので、性的興奮を伝えることはできません。

そこで、創造の神様は、お尻を立って歩く女性の胸に持ってきた、つまり女性の乳房はお尻の性的な代償物だというのです。なかなか穿った見方だと思いませんか。現代人がお尻よりも乳房に関心を寄せるのは、お尻の魅力を乳房に投影している、とも言えるのです。

●若禿は精力と闘争心の強さを表す

30代、40代から髪の毛が少なくなり、頭のてっぺんがまるで後光が差したように光り始めると、年齢に似合わず貫禄十分に見え、その頭を見ただけで威厳さえ感じてしまうことがあります。

確かに、古来伝えられているとおり、若禿の男性はタフです。それは体内に分泌される男性ホルモンの影響によるところが大きいと思われます。

髪の毛の発育には、男女両方のホルモンが深い関わりを持っています。男性ホルモンのアンドロゲンは、髪の毛の発育を抑制するようにはたらきます。それに対して、女性ホルモンのエストロゲンは、その発育を促進するようにはたらきます。その結果、男性ホルモンの分泌が旺盛な人は若禿になり、逆に女性ホルモンの分泌が多い人は、年を取ってもいつまでも髪がふさふさしていることになります。

男女とも、体内にはこの男性ホルモンと女性ホルモンの両方が分泌されていますから、その比率によって髪の毛の多い少ないが決まります。

さて、この髪の毛に重要な影響力を持っているアンドロゲンですが、これは顔や頭の表面だけではなく、実は脳にも大きな影響力を持っていることは、第一章でも述べたとおりです。

アンドロゲンは脳細胞にはたらいて男の闘争心を生み出す原動力になっているのです。つまり、髪の毛の薄い男性は闘争心が強いだけでなく、非常に生命力にあふれた、いかにも男らしい行動を取ると推測できるのです。

しかし、ここにその落とし穴があります。

たくましいと言えば格好よく聞こえますが、実はすぐ頭に血が上る性格のタイプの男性が多いということにもつながります。あまりカッカと感情が昂ぶると血圧が上昇し、心臓にも負担が及ぶことになります。

憤死という言葉がありますが、あまり興奮をして口論などをしていると、血圧が一気に180〜200以上に上昇してしまう危険性さえあります。

ともかく、若禿は強い男のシンボルのような存在であることは確かなのですが、ポックリ往生が忍び寄る危険性のあるタイプであることも、よく覚えておく必要があると思います。

●男の精力は首の太さと長さが勝負

もうひとつ、男性が良い男かどうかを見分ける方法があります。アンドロゲンが多い男性は、頭が禿げやすいという話をしましたが、実はこのアンドロゲンは、男の身長や肉付きに大きな影響力をもっています。アンドロゲンの中でもテストステロンと呼ばれている主として睾丸から分泌される男性ホルモンは、タンパク合成を盛んにする作用をしています。

つまり、このホルモンの分泌が多い男性は、骨がよく発達し、筋肉もまた豊かである、ということになります。したがって、骨のない海綿体を主成分として形成されているペニスもこのホルモンのタンパク合成のおかげで、大きく発育しているということが推測できるのです。

骨や筋肉の発達を見るには、パンツ一丁の裸にしてみればすぐにわかることですが、まさか合コンではそんなことができるはずもありません。では、どこで判断したらよいでしょうか。ご安心ください。背広やオープンシャツから良く見える首の部分に注目すれば、おおよその男性性器の発達具合がわかるものです。

首は頸椎という骨と、筋肉から形成されています。この部分の発育に男性ホルモンが、大きく作用していることは今述べたとおりです。テストステロンの分泌が旺盛であればあるほど、首は太くなるという理屈になります。したがって、合コンやお見合いの席で、相手の男性を観察するときには、この首の部分に照準を合わせるべきなのです。

ただし、注意しなければならないことがあります。首が太くてしっかりと胴体に腰を据えて座っているのは、確かに良いのですが、この場合太いというだけではなく長いという絶対条件がつきます。身長が高い、首が長くて太い、ということがテストステロンの分泌が豊かであって性的能力も兼ね備えており、ペニスも激しい夜の生活に耐えられるだけのパワーに満ちていることが推測できるのです。

ただ首が太いだけではいけません。とくに太くて短い首は、ただの肥満にすぎません。この首の場合には、下手をすると脳卒中の予備軍になるかもしれないので、一生の伴侶としては相当減点されるかもしれません。

以上、男女の体の特徴をよく覚えたうえで、合コンなどで良きパートナーを見つけて欲しいものです。

第六章

女をその気にさせる食事革命

~チョコレートのギャバとぬか漬けは、美貌と愛液を約束するさて、5章までは男性の精力を保つ最強の食事術について述べてきました。精力に自信がつくと、当然のことながらパートナーが欲しくなります。この章では、そのパートナーを見つけ人生を豊かにするための、まさに革命的な手法を、女性の食事を中心に述べてみることにします。

それでは、まずは女性の悩みについてのあるエピソードから始めることにいたしましょう。

①結婚できないある女性の事情

あるとき、六本木のスナックのマスターから相談を受けたことがあります。それは、彼の姪っ子のY子さんの体の悩みについてでした。Y子さんは、年は26歳で、一見モデルでもしているのかと思うほどの素晴らしいスタイルをしていました。色白で目鼻立ちがすっきりとした美人で、笑顔がとても愛らしく、26歳という年齢よりは幼く見えました。

「結婚願望が強いんだけど、一度失敗しているもんだから、いくら良い縁談があっても首を縦にふらないので困っているんですよ」

マスターは、スナックの手伝いに来ている彼女が席を外すと、カウンターに座っている私の耳元に顔を寄せて、小声で相談してくるのです。

「先生は内科だから、こんなこと相談するのはどうかと思ったんですけど、どうでしょう。なんとか結婚できるように協力してもらえませんか」

「ということは、何か婦人科のことで悩みがあるんですか？」

「そうなんですよ。どうもあっちの方がいまひとつ上手くいかないらしくて、男の方が逃げちゃうっていうんですよ。本当に困りました」

マスターとは古い付き合いなので、話だけでも聞いてあげるしかありませんでした。

客足がひいたときを見計らい、Y子さんから直接その体の悩みを聞いてみることにしました。その結果、彼女は性生活で耐えられない苦痛を味わっていることがわかりました。

●離婚の原因はバルトリン腺だった

よくよく話を聞いてみると、性交のときに愛液が欠如しているということでした。愛液が分泌されないということは、確かに男女の性器の結合は難しくなります。話によると、20歳のときに、このスナックの常連客と意気投合して同棲を始めたようなのですが、一緒に住んで半年もしないうちにふたりの関係は破局を迎えたそうです。

夜の生活がまったくできないことに、五つ年上の彼氏は耐えられなくなったらしく、マンションを出ていきました。それっきり、このスナックにも姿を見せなくなったというのです。

それでも、彼女の家庭を持ちたいという願望は強く、どうにかして治療を受けて治せるものなら治して、もう一度良縁に恵まれたいと思っているようです。何軒か婦人科を受診して治療を受けたようですが、愛液不足はどうしても治りませんでした。

彼女の年齢を考えると、多くの女性にはまず考えられない状態だと思われるのです。専門医の治療を受けたというのですから、バルトリン腺の状態についても当然検査を受けていると思われます。

稀に、バルトリン腺の開口部がなんらかの原因で炎症を起こしてしまい、それが原因でバルトリン腺の出口に膿疱ができて分泌液が出てこないということがあります。もちろん専門医が診ているわけですから、そうしたことは見当がついていて、彼女にも説明していることと思います。

しかし、治療を受けたあとも全く愛液が分泌されないという状況なので、そのほかの何らかの原因があるのかもしれません。

女性の性器は、女性ホルモンのエストロゲンの影響を強く受けています。そのホルモンの分泌が十分でない場合には、やはり愛液不足ということが起こりうる可能性があります。もう一つ考えられるのは、精神的なストレスです。あるいは、性的な異常を今でもトラウマとして引きずっている、何か大きな事故に遭っていて、それが生殖器の異常を起こしていないとも限らないのです。

●子宮と乳房はストレスに弱い

この二つの臓器は、とくに女性ホルモンの影響を大きく受けている部分でもあります。女性ホルモンは脳の視床下部の性中枢から分泌されています。したがって、脳に何か大きなダメージを受けると、この二つの臓器にすぐにでも影響が現れる傾向にあります。

例えば、男女関係のもつれ、あるいは失恋、離婚など、女性が精神的なストレスに見舞われると、例外なく体の不調は乳房や子宮に出やすいのです。よく心配事があると、まず乳房が小さくなってくると訴える女性が少なくありません。それくらい女性の体は、敏感にストレスやホルモンの影響を受けているのです。

また、初体験や男性との性行為が耐えられない苦痛に陥った場合、それは主としてパートナーの非常に粗暴な接し方が原因であることが多いのです。こういう場合には、女性の不感症を招き、病状が進むと冷感症という状態に陥ることもあるのです。

彼女とは、ずいぶん時間をかけて相談にのったつもりでしたが、愛液不足の原因は私には特定できませんでした。話をしている間に、数カ月前に知り合った男性から求婚されているという事情を聞かされました。その男性とどうしても所帯を持ちたいと、悲痛な表情で訴えます。そこまで悩みを打ち明けられては、一肌脱がないわけにいきません。

私は、これが最後の治療だと思いながら、彼との夜の生活でローションとゼリーを使うことをすすめました。そして、その使い方まで詳しく説明しました。

これで、愛液不足はなんとか解消されるのではないか、と私は思っていたのですが、それから一年ほど経った頃でした。

店に顔を出すと、マスターがカウンター越しに顔を寄せてきて、小声で言いました。

「お世話になりました。やっぱり駄目でした。つい先月のことですが、彼とは十分に納得のうえで別れました。本当に面倒な相談をしてすみませんでした」

そう言って頭を下げるマスターの顔を見つめながら、私は畑違いとはいえ、彼女の悩みをまったく治してあげることができない不甲斐なさに、ただただため息が出るばかりでした。

いまだに、何が原因で彼女の愛液不足が起こっていたのか、見当がつきません。しかし、もう少し彼女の若い年代の時から、これからお話する女性の体を若々しく健康に保つ食生活を教えていたら、あるいは30歳を間近にしてからの不幸は起こらなかったのではないかと思うと、残念でなりません。本当に私にとっても苦い経験でした。

②女性の愛液は、食生活に影響されることが多い

シニア世代以上の高齢者になってくると、男女の性生活のうえで一番の悩みは、二つに絞られると言われています。それは、男性の場合は勃起不全、女性の場合は愛液不足ということです。

もう少し具体的に、男は勃たない、女は濡れない、という俗な表現をした方がわかりやすいでしょうか。

先述したエピソードの中にもあったとおり、この女性の愛液不足は決して高齢者ばかりではなく、比較的若い女性の場合でもしばしば起こることがあります。一体、その愛液不足はなぜ起こるのでしょうか。

通常、愛液と呼ばれている分泌物の大半は、バルトリン腺という部分から分泌されています。このバルトリン腺は、別名大前庭腺とも呼ばれ、膣口の左右に一つずつあります。

愛液はバルトリン腺からの分泌液に膣の入口部にあるスキーン腺（小前庭腺）や膣分泌液、さらに絶頂期のときに分泌されることが多い子宮頸管粘液などが、混ざりあって性交をスムーズにするようにはたらきます。

このほか、ごく少数の女性の膣の中に発見された、Ｇスポットから分泌される液体も、愛液に一役買っていると言われています。

こうした愛液を分泌するはたらきを正常に保っているのは、女性ホルモンのエストロゲンです。このエストロゲンの分泌が不足すると、愛液が十分に分泌されなくなってきます。

それは、更年期を控えた女性の愛液分泌を考えてみれば、よくわかります。エストロゲンの分泌が不足してくる更年期では、若いときと同じようにあまり濡れなくなるということが起こります。この現象をみても、女性ホルモンの影響がかなり強いことがうかがわれます。

年齢別には、30代前半の女性が一番エストロゲンの分泌が盛んになると考えられていますから、昔から厄年と言われている33歳の頃が、女性の性の一番充実した時期と言えるかもしれません。

次に、エストロゲンの分泌が多いのは20代、次が40代、そして更年期へとつながっていきます。

●女性ホルモンのエストロゲンは、男性ホルモンから作られている

この女性ホルモンの化学構造を調べてみると、その生成は男性ホルモンのアンドロゲンに由来していることがわかります。つまり、性ホルモンはすべてコレステロールを原料として作られることが、これでよく理解できると思います。したがって、女性もある程度のコレステロールを補給しないと、女性ホルモンが不足するということが考えられるのです。

すでに説明したとおり、コレステロールが多く含まれているイカやスルメ、うなぎ、ししゃも、わかさぎなどの魚類や鶏卵、レバー、たらこやいくらなどを、普段から摂取するように心がけなければなりません。

このように、普段からコレステロールを摂取しないと、性生活にも影響が出始める心配が発生してきます。若い女性には偏食が目立ち、魚介類や肉は避けて、菜食主義が一番美容に良いと考えている人も少なくないようですが、とにかく偏食は粗食につながることが

少なくないので、美容ばかりに目を向けていると、性生活に思わぬ落とし穴ができることがありますから、注意したいものです。

また、エストロゲン不足は愛液だけではなく、女性の性中枢にも大きな影響を及ぼします。エストロゲンが極端に減少すると、性欲が低下し、性生活そのものに対する関心が薄らいでしまうことになりかねません。普段の食事の摂り方に注意したいものです。

③女を磨くぬか漬けの秘密

一昔前までは、どこの家庭でも台所の片隅や床下などに大きな甕《かめ》があって、その中でぬか床を作り、野菜のぬか漬けなどを保存食として漬けたものでした。今ではなかなか自分でぬか漬けを作る人も少なくなってきているようですが、結婚願望の強い女性などは将来の自分のため、家族のために、このぬか漬けの技術を覚えて、ぜひ料理に取り入れて欲しいものです。

なぜなら、ぬか漬けは乳酸菌の発酵によって、腸の健康を始めとし、意外なほど素晴らしい効果を発揮することがわかってきたからです。乳酸菌は、我々の腸内細菌の中でも、もっとも重要なはたらきをしているものであって、しかも免疫力を高めるはたらきもあるため、近頃ますますその存在がクローズアップされてきています。発酵食品が体に良いと言われる所以《ゆえん》でもあるのです。

あるとき、ぬか漬けのお店を訪ねた知人が、応対に出てきた店員を始めとして、かいがいしく働いているほかの人たちが、みな肌の白いことに目を見張ったといいます。その知人は漬物がなによりの好物で、とくにナスやきゅうり、かぶなどがあれば、ほかにおかずがなくてもご飯が食べられるほどでした。

そして、その店にそれから何度も通い詰めるようになったそうですが、あまりにも従業員の肌がきれいなことに驚き、店の女主人にその事情を聞きますと、「きっとぬか床を毎日かき回しているうちに、乳酸菌の恩恵にあやかっているのかもしれません」と言って、笑顔を浮かべていました。

その女主人の笑顔がまた、肌が美しく、おそらく60代だと思われるのですが、若い人に負けないくらいに艶のある若々しい皮膚をしていることにも、驚かされたと言います。

さて、このぬか漬けですが、ぬかとは米ぬかのことです。米ぬかには大変多くのビタミン類が含まれています。例えば、ビタミンB_1、B_2、B_6、葉酸、ナイアシン、パントテン酸、ビオチン、それにビタミンEが入っています。

ご存じのとおり、B_1は昔江戸患いと呼ばれ、江戸の人々を苦しめた脚気を防ぐ特効薬でもあります。ビタミンB_2、B_6は肌の美容には欠かせないビタミンでもあります。それに、ビタミンEは抗酸化作用が強く、体の老化と抗がん作用を持つ、非常に大切なビタミンです。

つまり、ぬか漬けにすると、このぬかの素晴らしい成分を一緒に摂り入れることができるのです。

●料理上手は床上手

これは、古くから巷でささやかれてきた、妻を選ぶときの品定めに役立つとされてきた言葉でもあるのです。料理が上手な女性と暮らすことは、男性にとっては非常に幸せなことだと言えます。今夜はどんな料理を作って待っていてくれるのか、と期待しながら帰宅することは、この管理社会でへとへとに疲れた世の亭主たちにとっては、大きな楽しみかもしれません。

これもよく巷でささやかれてきた言葉ですが、よく口の動く女性が夜の生活も非常に満足させてくれる、とも言われてきました。つまり、おしゃべりが大好きで、好き嫌いをせずになんでも食べることができる、そして唇全体が華やかな印象を与え、その明るい表情は何よりも一緒にいる周りの人たちを幸せな気分にしてくれるというわけです。

確かに好き嫌いをせずになんでも食べるということは、健康につながると思います。また、女性ホルモンのエストロゲンの生成にとっても、雑食が大きな力を発揮してくれるに違いないのです。

こうした食物に関心が強く、また話し上手で、座を盛り上げることができるコミュニケーションの名手であれば、その延長で夜の生活も決して不満足なものにはならないと思います。男性は、料理上手で話し上手な女性をぜひ見つけて、自然の摂理にしたがって、次の世代の子孫作りにおおいに励んでいただきたいものだと思います。

④ギャバは愛の魔術師

ここで、米ぬかについてのビッグニュースをお伝えします。実は、発芽玄米やその玄米からとった米ぬかには、ギャバというアミノ酸が含まれていることがわかりました。これは、とくに女性の心を安定化させ、リラックスさせて幸福感を増大させる効果があるのです。

ギャバとは、γ-アミノ酪酸の英語名の頭文字をとって略した言葉です。この物質は、脳の小脳や海馬、それに脊髄に存在し、精神を安定させるはたらきをしています。とくに交換神経の興奮を抑制し、脳のはたらきを安定化させる作用や、血圧を安定させる作用があります。

ともかくギャバは、脳のはたらきを抑制的に作用していますから、外部から加わるストレスなどに対しても過剰な反応を抑え、心や体のリラックスをはかるために大変役立っていると考えられています。

やはり、ぬか床を台所に置いて、ぬか漬けやぬか味噌の料理を心がける女性は、このギャバの効能を受けることができるわけですから、大変安定した家庭生活を持続させることができると思います。

実は、このギャバの成分が含まれたチョコレートが最近よく見られるようになりました。無意識に口にしているのかもしれませんが、女性がこのチョコレートを好むその背景には、脳や体がギャバの効果を歓迎していると考えられるのです。つまり、女性にチョコレートを贈るということは、リラックス効果が期待でき、男性にとっても一緒に夜を過ごすうえでも役立ちそうです。

そのほか、女性の好きな果物類にもギャバは多く含まれていて、みかん、ぶどう、ネーブルオレンジなどにも入っています。また、野菜ではトマトに非常に多く含まれていますから、一緒に食事をするときは、トマトソースのスパゲッティなどを積極的に食べるようにすると、夜の生活を豊かにすることにつながりそうです。

いずれにしても、チョコレートといい、果物といい、女性の好物の中に神経のリラックス効果抜群のギャバが入っていることを信じて、恋を成就するためにそのギャバの魔術にあやかろうではありませんか。

⑤レストランは手料理の修業の場にしよう

近頃は、女性も多くの職種で活躍していますから、なかなか家庭料理を料理学校などに通って覚える時間はないのではないかと思います。しかし、婚活が若い男女の間で盛んに行われているわけですから、結婚した場合の家庭的な手料理は身につけておいたほうが大変有利だと思います。

もちろん、料理は男女いずれが担当してもよいわけですが、ぜひ結婚した相手が目を輝かせて喜ぶような手料理を、何品かしっかりと覚えておきたいものです。

ここでは、結婚生活だけではなく、普段のデートなどで女性にとって大変喜ばれる料理を列挙してみますので、二人でディナーを楽しむときや、あるいは居酒屋などで二人だけで食事をするときに覚えておいて欲しい料理だと思います。

(1)ローストビーフ

この言葉を聞いただけで、若い女性は歓声を上げるかもしれません。二人で外食するときに、もっとも豪華で華やかな料理の一品だといってもよいかもしれません。近頃はデパ地下などで、すでにでき上がったものが、パックに入って売っている場合もありますが、この料理は今では簡単に家庭でも作ることができますから、将来のことを考えると、ぜひ腕を磨いておきたい料理だと思います。

ローストビーフの味は、一にも二にも牛肉の品質にかかっていますが、ごく普通の手に入りやすい牛肉ででも、それなりの味に仕上げることができますから、ぜひ覚えて欲しいと思います。

「フライパンで簡単にできるローストビーフ」

材料　牛もも肉（500グラム位）、オリーブオイル、塩（小さじ1位）

作り方

①肉の形を整えて、タコ糸で巻いておく。

②肉は常温に戻したあと、全面にフォークで刺して穴を開けて、塩をすりこむ。しばらくおいてから、水分をふき取る。

③フライパンにオリーブオイルを入れて、肉の広い面を下にして入れて、ふたをして中火で2分焼き、反対の面も同様に焼く。

④出てきた脂をキッチンペーパーで拭きとり、水を4分の1カップ加えて蒸し焼きにする。水が足りなくなってきたら足して、反対の面も蒸し焼きにする。

⑤竹ぐしを肉の中心に刺し、先が温かければ肉を取り出して、アルミホイルを2枚重ねて肉をしっかりと包み、30分ほど余熱で火を通す。

⑥薄切りにして、お好みのソースをかける。

以上のレシピで、何度か挑戦すると一緒に食べる恋人が舌を巻くほどの味のローストビーフができ上がります。最初にも述べましたが、その味は肉の質次第なのです。少し奮発して高級な肉を使えば、一流のレストラン並みのローストビーフを味わうことができます。

この料理一品で、女性はぐんと点数を稼ぐことができるでしょうし、男性の愛情をひきつけることもできると思います。

さて、ローストビーフの健康と性生活への貢献度についてですが、この一品は夜の愛情交歓を豊かにするためにも、大変役立つと思われます。

例えば、ローストビーフに使用される牛もも肉を調べてみますと、この部分はいわゆる牛肉の中でも赤身の部分になります。すでに、何度か述べてきましたが、赤身の部分には老化を防ぐエラスターゼという酵素が多く含まれています。また、亜鉛の含有量も非常に多い部分です。亜鉛は体のすべての酵素の材料として、無くてはならない成分ですから、赤身の肉は、まず老いと健康維持を図るうえで最高の食品ということになります。

また、セックスミネラルと呼ばれる亜鉛を摂取することは、、男性のみならずその恩恵を受ける女性にとっても、おおいに役立つはずです。

(2)春巻き

数多くの中華料理の中でも、春巻きはもっとも家庭料理として食卓にのぼる一品だと思います。それにこの春巻きは和食にもよくなじんだ料理ですから、子供からシニア世代まで喜ばれるはずです。
この春巻きは、ローストビーフ以上に簡単にできると思いますので、ぜひ得意な料理の一つに加えて欲しいものです。

「特製春巻きのレシピ」
材料　春巻きの皮、薄切り豚肉、しいたけ、タケノコ、ネギ、きくらげ（水で戻しておく）、片栗粉
作り方
①材料を千切りにする。
②材料を炒める。砂糖、醤油、酒でうすく味付けし、水溶き片栗粉でとろみを付け、冷ましておく。
③春巻きの皮で包み、油で揚げる。具は火が通っているので、皮がパリッとなるように短時間で揚げる。

この特製の具沢山の春巻きは、これ一品だけで食卓の主役が務まるほどです。一本でもかなりのボリュームがありますから、白いご飯のおかずとして、男女ともに好感度抜群の

手料理になると思います。

この春巻きの夜の生活への貢献度ですが、まず油を使った料理であることに注目しなければなりません。三大栄養素の熱量を調べてみますと、タンパク質と炭水化物が1グラムあたり4キロカロリーであるのに対して、脂肪は9キロカロリーの熱量を発生します。この高い熱量を、これから愛の交歓を行うふたりが摂取するということは、精力の持続のために、まずこの一品はおおいに役立ちそうです。さらに、春巻きの具材の豊かさにも注目しなければなりません。豊富なビタミン類が入っていますから、セックスだけではなく、パートナーの美容のためにも役立つことは、間違いない料理だと思われます。

(3)柳川風煮込み料理

三品めは、手軽にできる日本料理をご紹介しておきます。豚肉、ごぼう、卵など、男性の精力アップに非常に役立つ材料が使われていますから、夕食にふさわしい料理だと思います。また、女性の場合にも女性ホルモンが正常に分泌されることを考えると、やはり好ましい食材が入っている一品だと思います。

「柳川もどき」

材料　豚肉、ごぼう、タマネギ、しらたき、卵

作り方

①ごぼうはささがきにしておく。豚肉は薄切り肉を2センチくらいの幅に切っておく。玉ねぎは薄切りにし、しらたきも4センチくらいに切っておく。

②鍋の底にタマネギを敷き、その上にごぼうを平らになるよう乗せ、だしを入れてごぼうがやわらかくなるまで煮る。

③ごぼうの上にしらたき、豚肉を乗せ、砂糖、醤油・酒・みりんで味付けする。

④味がしみたら、とき卵を回し入れてふたを閉じる。

⑤鍋の中で、包丁で人数分に切り分ける。

柳川はどじょうを用いた鍋料理ですが、今も地方によってはよく食されているようです。しかし、家庭で作ることは容易ではないでしょうから、どじょうを豚肉に替えた、この柳川もどきの手料理は、栄養価の面からも、どじょうを使ったものにそん色はないのではないかと思います。

この簡単にできる煮込み料理は、男女の精力を維持するために役立つものばかりです。

まず、豚肉のB_1を始めとした栄養素に注目しなければなりません。次はごぼうの成分ですが、繊維質が多いために便秘を防いでくれます。さらに、アスパラギン酸とアルギニンなどの成分は、男性の精液を豊かにするために役立っていると考えられています。

また、タマネギにはアリシンという成分が入っていて、ビタミンB_1の吸収を助け、さらに動脈硬化の予防にも役立ちます。それに加えて、卵まで使っていますから、夜のスタミナ料理としては、理想的な一品と言えます。

普段からパートナーと一緒に食べて精力の持続をはかれるように、活用したいものです。

ここでは、洋食・中華・和食と、世界の三大料理とも言われるレシピの中から、素人でも簡単にできそうなものを選んでご紹介してみました。こうした、何度口にしても飽きの来ない料理の腕を上げてから、少しずつレパートリーを増やしていったら良いと思います。

次に、男女が一緒に食べて、座が盛り上がる料理を少し挙げておきます。

(1)パエリア（スペインの代表的な人気料理の一つで、米をサフランで黄色く色付けするのが特徴で、パエリア鍋で野菜、魚介類や肉などと一緒にスープで炊き込んだ料理）

(2)ドリア（フランス料理の一つで、ピラフの上にホワイトソースをかけてオーブンで焼いたもの。中に入れる具材によって、エビやイカなどの魚介類が入るとシーフードドリ

ア、鶏肉が入るとチキンドリアなどと呼ばれる）

（3）リゾット（イタリア料理の一つで、生米をオリーブオイルで炒め、だしを加えてアルデンテの状態に煮たものに、お好みの野菜や魚介類を入れ、塩コショウ・チーズなどで味付けした料理）

（4）ホワイトシチュー（ヨーロッパの伝統的な料理で、牛乳や生クリームをベースに肉（鶏肉が多い）、じゃがいも、ニンジン、タマネギなどを加えて煮込んだ料理）

シチューと言えばビーフシチューが有名ですが、ホワイトシチューは手料理として非常に手軽で、寒い時期など心も体も温まる料理です。

（5）ペスカトーレ（漁師という意味の名前で、魚介類とトマトソースのスパゲッティ）

スパゲッティの中では、魚介類や赤いトマトの色彩が豊かで、華やかに見えるイタリア料理の一品です。

以上の料理は、それぞれの一品が長い歴史をかけて工夫されてきただけに、消化や栄養面でも優れたものばかりです。例えば、パートナーと待ち合わせて、小腹が空いたときなどに口にする料理として申し分のないものばかりなのです。魚介類をふんだんに使っていることなどから考えても、健康面はもちろんのことスタミナを持続させるために、大変役立つ料理ばかりなのです。

ゆっくりとディナーの時間が取れないときなどに口にする料理としても、パートナーも満足してくれるに違いありません。

今ご紹介した料理の一品でも良いので、自分の得意料理にしておくとパートナーに対して、あなたの好感度が一段と高くなることは間違いありません。まず、男女のコミュニケーションは食にありということを忘れずに、一品豪華主義の料理の腕前を身につけて欲しいものです。

⑥コラーゲンは女性の若さを守る秘薬

コラーゲンはタンパク質の一種ですが、人体のあらゆる部分の構成成分として、重要なはたらきをしています。例えば、皮膚・靭帯・筋肉・腱・軟骨・骨・関節・目の角膜や眼球・多くの内臓・血管などに含まれていて、組織の弾力性や柔軟性を保っています。

女性にとっては、とくに張りのある若々しい皮膚を保つために、無くてはならない成分だと言われていて、実際に美容外科などで治療に用いられることは、よく知られるとおりです。

したがって、このコラーゲンを普段から摂取することは、若さを保つために非常に有効なことだと思われます。

コラーゲンは、魚や肉などの多くの食材に含まれていますから、女性はいつまでも若々しさを失わないために、含有量の多い食材を意識的に摂取することが必要です。

それでは、このコラーゲンが多く含まれる食材と、その調理方法を挙げてみることにいたします。

(1)鶏肉の唐揚げ

鶏肉には、突出してコラーゲンが多いことがわかっています。とくに手羽先や皮の部分に多いので、唐揚げや煮物などに用いると摂取しやすいと思います。

(2)牛すじ

これは煮込み料理に使うと、コラーゲン摂取に有効です。

(3)フカヒレ

フカに限らず、魚のヒレの部分の軟骨にコラーゲンが多く含まれています。

(4)うなぎの蒲焼・鮭

鮭やうなぎの皮の部分にコラーゲンが多く含まれています。

(5)干魚の開き（アジ・さんま・イワシ）

(6)くらげ（中華料理の前菜の定番）

(7)ふぐ（冬の味覚として女性にも好かれる一品）

(8)アンコウなどの深海魚（鍋料理として人気の一品）

この料理の中では、鶏の唐揚げが一番食卓に上がる率が高いかもしれません。一口に唐揚げと言いますが、料理人の腕によって信じられないくらい味が変わるものです。料理を習い始める頃は、なかなか表面はパリッと中身はジューシーにはできないものですが、余熱の使い方を身につけると、見違えるほど唐揚げがおいしくなるものです。

唐揚げは男女とも得意な料理の一品として、ぜひ身につけたいものだと思います。

⑦女の幸せを呼ぶ一品料理

海の幸、山の幸がふんだんに手に入る我が国の料理の種類は、世界一ではないかというくらい多いのではないかと思われます。それに海外の食材が流通機構の発達でいくらでも手に入ることもあって、日本では世界中の料理が楽しめるという時代になりました。

こうした数多い料理のなかで、女性が関心を示し、その料理を見ただけで歓声を上げそうなものがたくさんあります。そうした女性が喜ぶ一品料理を覚えておくと、女性との食事が、やがて男女の夜の生活に結びつく可能性がぐんと高くなると思われます。どのような一品料理が、デートのときやふたりきりの部屋の中で食べるのにふさわしいか、挙げてみることにいたしましょう。

(1)茶碗蒸し

和食のコース料理に出てくる定番の一品だと思います。この茶碗蒸しに目がない女性が少なくないと思います。その具材は魅力的なものでいっぱいです。エビ・鶏肉・ゆり根・銀杏・タケノコ・しいたけなど、実に女性の欲しそうな食材ばかりです。

栄養のバランスが良い一品であると同時に、男女の精力を高める隠れた食材がふんだんに使われています。スープの鶏ガラも魅力的です。また、具材のゆり根や銀杏には、カリウムが多く、ミネラル、さらにビタミン類を補給できる優れものなのです。日本料理の中でも非常に栄養バランスの取れた一品であって、男女の精力を維持するために役立ちます。

この和食の伝統的な一品を、食卓に忘れないようにしたいものです。

(2)フカヒレのスープ

少し豪華な一品料理を挙げてみます。フカヒレは、スープにしてもそのままの姿煮にしても、大好物な女性が多いはずです。フカヒレにはコラーゲンがいっぱいです。味が良いうえに、女性の健康にも役立ちます。このフカヒレスープ一品で、女性の気持ちは同席しているパートナーに、さらに接近するに違いありません。

(3)カスベの煮つけ

カスベは北海道でよく獲れるエイ科の一種で、大型のものでは体長が1メートル以上にもなるものがありますが、そのヒレの部分を煮つけにして食べます。そのヒレの軟骨と身が大変美味です。近頃は関東地方でもよく手に入るようになりました。

フカヒレに比べると価格も安く、庶民の味と言えるかもしれませんが、このヒレにもコラーゲンが多く、女性の美容に大変役立ちます。また、意外にくせがなく、一度食べるとやみつきになる味であることは間違いありません。

(4)伊勢エビのオーブン焼き

伊勢エビは、エビの中でも別格かもしれません。一匹の価格も決して安くはありませんが、男としてはここぞというときにパートナーに食べさせてあげたい、一品料理の中のスペシャル料理です。

このエビには、アスタキサンチンという色素が入っていて、抗酸化作用がありますから、女性の血管を丈夫で長持ちさせるために役立つはずです。

(5)ハンバーグ

ハンバーグは、男女とも料理を覚えるときには、まず修業してほしい一品です。合挽肉良し、ビーフ良し、それほど難しい料理ではないので、恋人とふたりで台所に立ったときには、和気あいあいと簡単に作れるのではないでしょうか。仕上げに使うデミグラスソースなども、今ではデパ地下などで簡単に手に入ります。少し上達してきましたら、ハンバーグの下にエリンギなどをあしらって、さらに味の良いハンバーグを作ることもできるでしょう。

また、ランチなどでもこのハンバーグは大変人気がある一品です。ハンバーガーには、このハンバーグと野菜がたっぷりとはさまれたものが好まれる傾向があるようです。ボリュームがあって栄養価も高く、また今まで説明してきた肉そのものの成分の、亜鉛やエラスターゼなどの重要な酵素も摂り入れることができますから、男にとっても女にとっても健康のため、精力増強のため、おすすめの一品です。

(6)おふくろの味

生まれたときから、長い年月をかけて口に馴染んできた料理は、死ぬまで忘れることはありません。よくおふくろの味と言われますが、お母さんが毎日のように作ってくれた、愛情と温もりがしみこんだ手料理は格別の味です。

ふるさとを離れて生活している人は、そうした料理をスーパーやデパ地下などで見かけると、ついつい手が伸びてしまうものです。どんなものが両親と離れて暮らしている人達に好まれているのか、例を挙げてみましょう。

きんぴらごぼう・野菜の白和え・おから・切干大根・ひじきの煮物・けんちん汁・豚汁・肉じゃがなど、この何品かはいくつになっても多くの人の食卓を飾っているに違いありません。おそらく、おふくろの味とは我々が命ある限り付き合っていく料理ではないかと思います。

こうして、その品々を挙げてみると、野菜あり根菜あり、肉あり、豆腐あり、とにかくその栄養価は豊かで計り知れないほどです。こうした料理に少し手間がかかるものは、我々にふるさとを思い出させ、両親の愛情を感じさせてくれる素晴らしい料理なのです。

恋人同士がふたりでこの料理を口にしていると、お互いに肉親の愛情を思い出し、目の前にいるパートナーと新しい人生を歩み出そう、という気持ちが芽生えるに違いありません。

おふくろの味の一品は、体のため、恋人同士の愛情交換のため、非常に役立つ料理かもしれません。何より男女の仲のキューピットになりそうな一品が多いことを心に刻んでおきましょう。

(7)水餃子

餃子や水餃子は、恋人同士が結婚したときに、ふたりで協力し合って料理するものとしては、大変好ましい料理の一品と言えると思います。挽き肉や野菜を詰めるという手間はかかりますが、男女が共同作業を行うものとしては簡単なものに入り、ふたりの愛情をさらに高めるためには、ほかから見ていても微笑ましさを与えてくれる料理ではないかと思います。

近頃、日本を訪れる外国人の間で、この餃子が大変人気を博しているそうです。まず、手軽に食べられることと、安価であることが、その人気の元となっているようです。それに、肉や野菜がたっぷりと入っていますから、栄養価は十分です。

(8)ロールキャベツ

キャベツと挽き肉さえあれば、誰でも作れる手軽な料理です。独居生活をしている男女が料理を始める最初の一品としては、最適かもしれません。

キャベツには、ビタミンKが非常に多く、ビタミンCも豊富です。さらにビタミンUが入っていて、自然の胃腸薬とも呼ばれています。恋人同士の健康維持に役立つこの一品は、性の底力を養ってくれます。

(9)ゴーヤチャンプルー

沖縄の郷土料理です。かつて沖縄が日本一の長寿県なのは、この料理が支えになってい

ると も言われたほどの絶品です。ゴーヤのほかに豚肉や豆腐、そのほか具材が季節に合わせて豊富に使える、栄養たっぷりの料理です。男女の精力維持にもってこいの一品だと思います。

(10)フライドチキン

鶏肉は若い女性にも大人気の食材のひとつです。鶏肉は比較的ローカロリーで脂肪分が少なく、肥満を気にする年代の男女には、絶好の食材です。家庭に一台オーブンがあれば、クリスマスなどにも特製の料理が作れると思います。

以上、ご紹介した料理は、女性にふさわしい料理のごく一部のレシピですが、あとは好きなパートナーが現れたときには、とにかく料理の勉強をして腕を磨き、「料理上手は床上手」という格言をもう一度思い出して欲しいものです。

◆ドクター志賀のワンポイントレッスン6

『女性の性感を高める最強のテクニック』

よく女性の体は、全身これ性感帯の固まりだと言われます。つまり、どこに触れても女性は敏感にその刺激を受け止められるように、触覚が発達していると考えても良いくらいなのです。実際に、体の触覚を測定してみると、頭から足まで確かに敏感に刺激に反応することがわかります。

例えば、昔から伝えられている俗説では、内股とか下腹部とか、あるいは耳たぶとか、そういったところがくすぐったくて、よく女性が感じる部分だと言われてきたものですが、そうとは限りません。案外、足の内股などは鈍感で、むしろ脇腹や脇の下、臀部にかけての皮膚が、刺激に敏感に反応することが少なくないのです。

この測定には、二点弁別法というコンパスによく似た器具で測定します。皮膚に触れているコンパスの先端がどんなに狭くなっても、二点と感じるようであれば、その部分は非常に敏感だということになります。

この測定では、例えば湯上り直後とか、お酒を飲んだ後に、さらに感度が上昇することもわかっています。それほど女性の体は敏感にできていて、性感に関しても男よりは遥かに反応が素早いと思われます。

さて、男性がもっとも関心を持つ乳房の場合の感度はどうでしょうか。それを確かめるために、まず胸全体の産毛の生え方に注目します。男女とも胸には産毛が生えていますが、ルーペなどを使って詳細に調べてみると、産毛の生え方に独特な特徴があることがわかります。

乳房の上半分は、産毛が逆立つように上を向いて生えています。下半分は、重力に逆らわないように下に向かって生えています。乳房の下方の脇腹に近い部分では、らせん状の渦巻き型に生えています。胸毛のある胸骨の正面の部分は、四方八方秩序なく生えています。

この産毛の生え方は、女性の乳房を愛撫するときに、極めて重要なポイントになることを覚えておきましょう。

つまり、産毛の神経を逆撫でするように、乳房の上半分は上から下へ撫でおろします。乳房の下半分は、下から上に産毛を撫であげます。らせん状の部分は、指先でぐるぐる回しながら撫でます。胸毛の部分は、産毛が四方八方に走っていますから、かきむしります。こうすることによって、乳房の感度は一気に高まるはずです。

●三点刺激法のテクニックをマスターしよう

次は、乳房を五等分します。もちろん、まさかマジックで印をつけるわけにはいきませんから、目算で目安をつけることにしましょう。メラニン色素が沈着して、茶色くなっている乳輪の外側に○をひとつ描きます。次は、残りの部分を四等分します。これで乳房が五つに分かれました。

そして、それぞれの部分に名前をつけておきましょう。乳房の上の四半分は上外と呼びます。内側の四半分は上内と呼びます。真ん中の茶色の部分は、そのまま乳輪です。乳房の下半分に移りましょう。下の外側四半分は、下外です。内側の四半分は、下内です。この分割の中で、乳房の生命線ともいえる重要な部分は、上外と呼ばれている部分です。この上外のふちの部分を、スペンスの乳腺尾部と言います。実は、ここから乳房の中へ重要な神経が入ってきているのです。神経が入ってくるということは、乳房の中で一番敏感な部分といっても良いと思います。

さて、それでは乳房を愛撫する、最高のテクニックの三点刺激法を伝授いたしましょう。女性とベッドに入ったとき、背中にそっと手を回し、その手を女性の脇の下から胸のあたりにそっと当てます。そこがスペンスの乳腺尾部です。まず、この部分をまるで弦楽器でも弾くように、指先で波打つように上から下へ刺激を与えます。

次は、フリーハンドになっている一方の手で、先ほど説明した産毛の神経を逆撫でするように、上外と上内の部分を上から下へ、下半分の下外と下内は下から上へ撫であげます。らせん状の部分は、ぐるぐると手の指先で回転しながら愛撫します。そして、ここまで刺激しておいて、最後はお待たせいたしました、と真ん中の乳輪に唇を当て、吸うなりかじるなり、吹くなり好きにしてください。これで、三点刺激法の完成です。

必ずやほとんどの女性は快感を覚えて、男性のテクニックに酔いしれるに違いありません。

ここで、大切なことを知っておかなければなりません。五等分に分けた乳房の内、実は上外の部分が一番乳がんの発生率が高いのです。乳がんの50％はこの上外の部分、つまり乳房の上四半分の、とくにスペンスの乳腺尾部に発生すると言われます。

次に多いのが上内の20％、乳輪が15％、下外が10％、下内が5％の発生率です。したがって、乳房に触れるということは、ただ快感マッサージをするという目的だけではありません。愛する人の健康診断にもなるのです。普段から、とくにスペンスの乳腺尾部という部分に気をつけて、異常なしこりがないかどうかを調べておくべきです。

私が講演などでこうした説明をすると、男性の中には、「それじゃあ女子社員の胸を『健康診断!』と言って触るのは、セクハラにはなりませんよね」と冗談交じりに言う人がいますが、それはやめた方が良いと思います。セクハラ・パワハラで御用になるのは間違いないからです。

こうした医学知識を身につけて、愛する人との愛の交歓を末長く楽しみたいものです。

校正◎中村 進
編集協力◎株式会社アイ・ティ・コム

志賀 貢（しが・みつぐ）

北海道出身。医学博士。昭和大学医学部大学院博士課程卒業後、臨床医として50年以上にわたって診療を行い、現在も現役医師として日々患者に接している。その傍ら、文筆活動においても『医者のないしょ話』『臨終の七不思議』『臨終医のないしょ話』『孤独は男の勲章だ』をはじめとする小説やエッセイを執筆。累計20万部のベストセラー『女を「その気」にさせる技術』や『知的性生活』など、医師の立場から性を考える書籍は常に話題を集めている。また、美空ひばり「美幌峠」「恋港」の作詞も手掛け、北海道の屈斜路湖畔を臨む美幌峠には歌碑が建立されている。

ベスト新書
598

男《おとこ》を強《つよ》くする！ 食事革命《しょくじかくめい》

二〇一九年一月二十五日 初版第一刷発行

著者◎志賀《しが》 貢《みつぐ》

発行者◎塚原浩和
発行所◎KKベストセラーズ
東京都豊島区西池袋五-二六-一九
陸王西池袋ビル四階 〒171-0021
電話 03-5926-6262（編集）
電話 03-5926-5322（営業）

装幀◎坂川事務所
印刷所◎錦明印刷株式会社
製本所◎株式会社フォーネット社
DTP◎株式会社三協美術

©Shiga Mitsugu,Printed in Japan 2019
ISBN978-4-584-12598-4 C0277

定価はカバーに表示してあります。乱丁・落丁本がございましたらお取り替えいたします。
本書の内容の一部あるいは全部を無断で複製複写(コピー)することは、法律で認められた場合を除き、著作権および出版権の侵害になりますので、その場合はあらかじめ小社あてに許諾を求めて下さい。